I0766719

Descubre los secretos del ayuno

Descubre los secretos del ayuno

(Una práctica saludable no promovida por las grandes compañías)

José Ayala

Dedico este libro a las siguientes personas:

Primero, se lo dedico a Dios por darme el privilegio de vivir y de poder encaminarme a lograr el sueño que Él ha implantado en mi vida.

A mi esposa, por la comprensión, apoyo y ayuda que me ha brindado a través de todos estos años juntos. Me ha inspirado siempre a seguir adelante y hasta ha sacrificado nuestro tiempo en muchas ocasiones, permitiéndome poder escribir este libro. "Al frente de cada hombre hay una mejor esposa".

A mis hijos, quienes han sido un motor en mi vida y me han dado el apoyo incondicional en este proyecto.

A mis lectores, quienes han sido mi inspiración para poder traerles verdades ocultadas por las grandes compañías y los grandes intereses, inhibiéndolos de poder vivir una vida saludable para que puedan disfrutar una larga vida con sus seres queridos.

A mis padres, por haberme traído al mundo y siempre apoyarme en mis proyectos y guiarme a través de mi juventud.

Índice

UNA SOCIEDAD EN CRISIS

Es una realidad y cada día se hace más notable que nuestra vida como nación se encuentra en una decadencia total, y que cada día nuestra crisis aumenta como nación y como individuos de esta sociedad. Nuestra salud física, emocional y espiritual ha decaído en las últimas décadas, provocando que nuestro tiempo aquí en la tierra disminuya, lo que provocará que eventualmente usted y yo no podamos disfrutar de nuestra familia como realmente desearíamos.

Usted podrá decir lo siguiente: "A cada uno de nosotros al final lo que nos espera es la muerte", o podrá decir: "De algo nos vamos a morir". Si bien son ciertas estas aseveraciones, permítame decirle que también va a depender del tiempo que usted y yo queramos estar o acelerar este proceso. Muchas veces está en nosotros el poder dilatar o acelerarlo. La decadencia espiritual, ni se diga, muchas personas se alejan de Dios, emocionalmente o sencillamente no creen en Él. Además, muchos de nosotros hemos luchamos o estamos luchando con temas como depresión, alcoholismo, sentido de soledad, falta de ser amado, heridas no sanadas y comportamientos autodestructivos, disgustos familiares, falta de identidad y muchas cosas más. En fin, estamos viviendo en una sociedad en CRISIS. Pero es el aspecto físico y de salud, la crisis que más me llama la atención, ya que la decadencia del aspecto físico limita tu LIBERTAD para realizar hazañas, sueños, realizar tus metas, ya sean fami-liares, de trabajo o metas académicas, viajes, poder jugar con tu hijo pequeño o tener la esperanza de poder ser padre o madre. Será este el objeto de discusión en este libro. La triste realidad es que la gran mayoría de nosotros no cuidamos adecuadamente de nosotros mismos. Pero aún es más triste que, existiendo estudios clínicos efectivos basados en la magnitud y los beneficios del ayuno a nivel de salud y el poder de la medicina natural, estos estudios sean desconocidos para la mayoría de nosotros porque los intereses de las grandes compañías de alimento, farmacéuticas y aun el mismo gobierno no quieran que estos estudios sean conocidos, con el único propósito de mantener una sociedad enferma y sobre todo generar cada día más ganancias a costa del ser humano. Recuerde que la ENFERMEDAD produce ganancias. Para poder tener vida necesitamos un cuerpo, de otra manera la vida no existiría, pero lamentablemente hay personas que no son saludables, debido a la falta de conocimiento sobre cómo vivir un estilo de vida sano. Otros saben qué hacer, pero no pueden ejercer el autocontrol o la fuerza de voluntad para echar a un lado los alimentos dulces, salados o grasos que amenazan con consumir su salud a diario. Esto provoca una lucha constante entre nuestra mente y lo que nuestro cuerpo nos pide. Yo he vivido esta experiencia, en la cual mi mente racional sabe lo que debo comer, pero mi cuerpo me pide azúcar o algún alimento chatarra.

Decidí escribir este libro porque he pasado por estas experiencias y he experimentado cómo la fuerza de voluntad en algunas ocasiones me traiciona y me dejo llevar por los impulsos; pero al final he alcanzado la Victoria, ya que me he decidido a hacer lo que tengo que hacer para vivir una vida saludable, y así tener una larga vida para poder disfrutarla con mi familia. El estado abrumador de nuestra pobre salud física es tan penetrante que muchos realmente consideran normal tener un estilo de vida caracterizado por el sueño inadecuado, la falta de actividad física y los hábitos alimenticios poco saludables. Esta crisis de salud ha llevado a un aumento epidémico en las enfermedades crónicas tales como la obesidad, la diabetes tipo 2 y las enfermedades cardiovasculares, que pueden prevenirse o controlarse en la mayoría de las circunstancias mediante decisiones y elecciones personales.

Por ejemplo, el cáncer es en su mayoría una enfermedad provocada por un estilo de vida, y la inflamación crónica que puede existir dentro de nuestro cuerpo. Las enfermedades del estilo de vida aumentan cada día y prevalecen entre las poblaciones, independientemente de su raza, sexo, condición socioeconómica y afiliación religiosa o no afiliación religiosa. Estas condiciones tienen un impacto directo o indirecto en todos nosotros, incluyendo a nuestros familiares más cercanos.

En primer lugar, nos encontramos impactados económicamente por el aumento de los costos de salud y los costos de los deducibles del seguro médico. Actualmente el gobierno debate los recortes al programa de Medicare y la cancelación del "Obamacare", ya que estos representan unos costos altísimos para el gobierno, quien tiene que proveerle subsidios a las personas que no pueden pagar los deducibles o las primas de seguro debido a insuficiencia económica. La realidad es que los altos costos se deben a que las personas enfermas representan un alto riesgo para las compañías aseguradoras. El gigantesco costo de salud en USA es devastador y muchas personas no se alimentan porque el dinero no le alcanza, ya que tienen que pagar su seguro médico. Sin embargo, aproxima-damente el 70% de las enfermedades existentes se debe a estilos de vida que nosotros hemos practicado por años y la hemos pasado a nuestras generaciones.

¿Te imaginas si cambiáramos nuestra manera de alimentarnos y así eliminar el 70% de las enfermedades existentes? Para ponerlo en números sencillos, significaría que de cada cien personas enfermas, setenta de ellas eliminarían su enfermedad y solo el treinta por ciento sufriría de una enfermedad. Hoy puedes decidir en cuál parte de las estadísticas quieres estar.

En segundo lugar y más importante, estamos afectados físicamente por una calidad de vida deteriorada e incluso si usted no sufre de una de estas enfermedades personalmente, es probable que alguien que usted conozca sí la sufra. O tal vez usted está viviendo una vida libre de la enfermedad, pero reconoce que sus opciones de estilo de vida no son tan saludables. Entonces usted necesita hacer cambios urgentes. Te invito personalmente a aceptar este plan que cambiará tu vida. Mi objetivo es proporcionarte una visión y una guía para guiarte a través de una e xperiencia significativa de un ayuno de veintiún días y abrir el camino para que puedas adoptar un nuevo enfoque de comida basado en tus principios.

Cada año, miles de personas adoptan con éxito un estilo de vida nuevo y saludable de nutrición óptima. Este es un plan realista, un plan que se centra no sólo en reducir calorías y perder peso, sino en una renovación física y espiritual. No dejes pasar esta oportunidad para mejorar tu salud y así poder experimentar una vida llena de salud para así poder realizar el propósito para el cual has sido creado, y disfrutar de una larga vida junto a tus seres más queridos. En este libro te presentamos el ayuno, una práctica que NO ES PROMOVIDA por la industria, pero que es sorprendentemente simple y fácil de practicar. La misma TRANSFORMARÁ tu vida y sobre todo, es ¡TOTALMENTE GRATIS!

Advertencia Médica

La información ofrecida en este libro está diseñada para proporcionar una información útil sobre los temas tratados. Este libro no está diseñado para ser utilizado, ni debe ser utilizado, para diagnosticar o tratar cualquier condición médica.

Para el diagnóstico o tratamiento de cualquier condición, consulte a su médico. El autor de este libro no se responsabiliza por su condición de salud o por las alergias que puedan requerir supervisión médica, y no es responsible por los daños o consecuencias negativas de cualquier tratamiento, acción, aplicación o preparación, a cualquier persona leyendo o siguiendo la información de este libro. La información aquí presentada se proporciona con fines informativos únicamente y no constituyen respaldo de ningún sitio web u otras fuentes de información.

Capítulo 1

¡Eres una obra genialmente diseñada!

Para entender la obra genial que el Creador hizo cuando creó el cuerpo humano, primero debemos iniciar un viaje de conocimiento por uno de los sistemas más sofisticados de la creación: un fan-tástico sistema que funciona interconectado con los demás sistemas de nuestro cuerpo con lo que sin él la vida no sería posible. Les presento el sistema cardiovascular, un sistema compuesto por los vasos sanguíneos genialmente diseñados y creados, que podríamos describir como una red de fibras ópticas interconectadas que transportan el líquido precioso de la vida a través de todo el cuerpo. Imagine que en este momento usted compró un ticket de viaje en una aerolínea de su preferencia y que va a hacer el viaje anhelado por muchos años. Me imagino la alegría y la expectación de este viaje, ya que podría estar soñando con ir a París, Grecia o Dubai, este ultimo uno de los países más bellos del mundo entero. Espero que usted sienta la misma expectativa y alegría para esta vez dar el viaje por el mundo de nuestro cuerpo. Siempre me ha fascinado cómo nuestro cuerpo fue creado, su funcionamiento y sobre todo, la capacidad de regenerarse el mismo. El cuerpo fue diseñado para la SUPERVIVENCIA. Si no hubiese sido así, ya la raza humana hubiese desaparecido del planeta Tierra hace mucho tiempo, debido a desastres naturales, incluyendo la falta de alimento en muchos países del mundo.

Durante este viaje le voy a mostrar como este sistema trabaja incansablemente a diario sin que usted se percate de la importancia de su funcionamiento, y como este mantiene su vida a diario.

Cuando compramos un artículo lo primero que buscamos es el manual para saber cómo funciona. Lamentablemente en nuestros países hispanos el manual no es muy importante ya que pensamos que lo sabemos, para darnos cuenta al final que nos sobraron piezas del artículo y decimos para autojustificarnos que el manufacturero incluyó piezas de más, por si acaso las necesitábamos. Usted podría identificarse con esta situación o tal vez conoce a alguien que actúe de esta manera. Le quiero decir que cuando el propósito de algo es desconocido, el abuso va a ser inevitable. Como seres humanos tendemos a abusar de lo que desconocemos, por eso el conocer el manual debe ser el primer paso a seguir. De igual manera debemos conocer cómo trabaja nuestro cuerpo para poder entender cuál es su propósito de manera que no lo abusemos. Lamentablemente, como seres humanos siempre tomamos en consideración la parte externa de nuestro cuerpo, dejando en el olvido la parte interior, la cual posee órganos y sistemas vitales que nos permiten abrir nuestros ojos a diario y poder dar gracias al CREADOR por un día más de VIDA.

Su cuerpo posee tres tipos de vasos sanguíneos principals: las arterias, venas y capilares. Estos trabajan en conjunto con su corazón y los pulmones para mantener el sistema cardiovascular y respiratorio. Las arterias y venas son vasos más grandes compuestos de músculo, tejido elástico, tejido fibroso, y una capa fina de células conocidas como endotelio, el cual cubre la superficie interior de los vasos sanguíneos. A medida que el corazón late y expulsa la sangre, ésta pasa directamente a las arterias. Las arterias pulmonares transportan la sangre que no contiene mucho oxígeno, desde el lado derecho del corazón hacia los pulmones para recibir el oxígeno necesario, y una vez la sangre se enriquece de oxígeno, esta es transportada hacia el lado izquierdo del corazón. Esta sangre, rica en oxígeno, es bombeada por el lado izquierdo del corazón hacia la aorta, la arteria más grande del cuerpo. Las venas no contienen tanto músculo como las arterias y éstas llevan la sangre con poco oxígeno de vuelta al corazón desde los tejidos corporales. Los capilares son vasos muy diminutos, más pequeños que un pelo, y regulan el flujo de sangre dentro y fuera de los tejidos. Todo este proceso se lleva a cabo a través de una serie de acontecimientos relacionados con el músculo liso y productos químicos especializados como por ejemplo, la endotelina, un químico que hace que los vasos se contraigan; y el óxido nítrico, que hace que los vasos se abran. Las arterias y venas generalmente corren paralelas a través del cuerpo y están conectadas a través de una red alrededor de los capilares incrustados en el tejido. Imagine esta red como una conexión de fibras ópticas presentadas en anuncios de televisión donde la información llega de un lado a otro en cuestión de microsegundos. Ahora imagínese un embudo donde la parte de arriba es más grande que la parte final y donde el líquido comienza a pasar por la parte más grande hacia la más pequeña. De la misma manera el músculo de la izquierda, el ventrículo del corazón, bombea sangre hacia la aorta, que luego pasa a lo largo de las arterias de tamaño decreciente, llegando finalmente a los capilares.

Aquí es donde los tejidos, tales como los músculos, extraen la cantidad exacta de oxígeno de la sangre que necesitan para llevar a cabo una tarea o función determinada. De no tener la cantidad de oxígeno necesaria, eventualmente el tejido comenzará a perder vida, reflejando un color púrpura.

Cuando la sangre pasa a través de los tejidos, pierde oxígeno y se crean productos tales como dióxido de carbono. La sangre sin oxígeno vuelve al lado derecho del corazón, donde se bombea de nuevo a los pulmones, disminuye el dióxido de carbono en el organismo y se satura con oxígeno antes de que vuelva al lado izquierdo del corazón para iniciar el viaje de nuevo. Este recorrido de la sangre por todo el cuerpo se realiza en un tiempo mínimo y este proceso tan genial se produce de forma continua durante toda la vida. El sistema vascular del cuerpo es sólo uno de los muchos componentes de esta genial máquina creada y confiada a nosotros para que seamos buenos mayordomos de cada uno de nuestros sistemas que componen nuestro cuerpo humano.

Cada parte de su cuerpo está diseñado para trabajar en completa armonía, para que pueda mantener una buena salud cada minuto de cada día. Esa es la manera en la que el cuerpo humano fue diseñado y creado como una obra maestra maravillosa, increíble, de gran alcance, ¡y con un propósito!

¿Sabes cuál es tu propósito en la vida? Bueno, espero que la clase de biología y el pequeño recorrido por el cuerpo humano te hayan animado a conocer más tu cuerpo y como éste funciona para que puedas mantenerlo en condiciones óptimas.

El cuerpo es una obra maestra, pero sólo es una parte de la composición que nos hace seres humanos, los cuales fuimos creados a imagen y semejanza de Dios. Ahora bien, consideremos lo que las palabras del apóstol Pablo nos revela acerca de cómo Dios nos creó y de cuantas partes se compone el ser humano. Fuimos creados con un espíritu, un alma y un cuerpo y cada uno de ellas tienen sus propias funciones y trabajan como un todo.

Veamos cómo lo expresa la Biblia: "Y el mismo Dios de paz os santifique por completo; y todo vuestro ser, espíritu, alma y cuerpo, sea guardado irreprensible para la venida de nuestro Señor Jesucristo" (1 Tesalonicenses 5: 23 Reina Valera 1960, énfasis añadido).

Por otro lado, su alma abarca su voluntad, el intelecto, las emociones y la personalidad. En muchas ocasiones es el alma la parte más débil del ser humano, ya que no se aprende a controlar la fuerza de voluntad específicamente cuando se trata de los alimentos que ingerimos.

Cuando el ser humano es creado, se les dio el libre albedrío, lo cual no es otra cosa que la capacidad del ser humano para tomar sus decisiones, pero sabemos que al tomarlas, independientemente del resultado, vamos a tener unas consecuencias ya sean favorables o no favorables. Una de las elecciones más significativas que el libre albedrío nos permite realizar, tiene que ver con la confianza que como seres humanos adquirimos, especialmente cuando nos enfrentamos a dificultades y tenta-ciones.

Al igual que Adán, Eva, los israelitas, y Jesús, usted tiene el control completo para elegir lo que va a hacer y lo que no va a hacer. De usted dependerán los resultados que obtendrá y en su mayoría, podría determinar el tiempo que usted habitará sobre la faz de la tierra.

Así como Dios no impuso su voluntad sobre Adán y Eva en el jardín, ni sobre los israelitas en el desierto, ni sobre Jesús en Getsemaní, Dios no nos impone su voluntad. Tenemos libre albedrío, y con el libre albedrío viene la responsabilidad de elegir, pero también debemos asumir las consecuencias de nuestras decisiones. Es importante tener en cuenta que tener opciones no significa que tengamos el control del resultado una vez que hacemos una elección. Por consiguiente, es de suma importancia que de ahora en adelante te propongas evaluar cada una de las decisiones que pienses tomar en tu vida, tanto emocional, espiritual y de salud. Si Adán y Eva hubiesen podido preveer las consecuencias de comer el fruto prohibido, tal vez lo hubieran pensado varias veces y hasta probablemente hubieran escogido de otra manera. Está claramente establecido que la decisión tomada no estaba basada en las consecuencias, ya que Dios le había advertido a Adán que morirían.

Con demasiada frecuencia, nuestras elecciones demuestran una falta de confianza y en muchas ocasiones de desconocimiento en que Dios sabe lo que es mejor para nosotros y sabemos que la confianza es lo que Dios nos llama a hacer. Él realmente sabe lo que es mejor para tu vida y quiere que la tengas, para que cumplas el propósito para el cual has sido creado. Como hijos suyos, como herederos de su reino, nos ha dado promesas, poder y autoridad y dominio sobre la tierra. Y nos ha dado la libre elección para ser como Adán y Eva, quienes pusieron su confianza en otro; como los israelitas, que depositaron su confianza en ídolos; o como Jesús, quien puso su confianza en Dios.

Cuando se trata de la salud física, muchas personas tratan sus cuerpos más como un basurero que como un templo sagrado. En lugar de comer con gran cuidado, las personas se llenan el estómago con alimentos de poca calidad, alimentos vacíos que no tienen ningún tipo de contenido nutritivo y cargado con calorías, azúcar, grasa y productos químicos los cuales deterioran el cuerpo a medida que pasa el tiempo. Lamentablemente este hecho es una triste realidad, la cual se vive en la mayoría de los países a nivel mundial. Es irónico que la mayoría de los alimentos para animales contengan un mayor valor nutricional que la dieta consumida por el estadounidense promedio.

En ocasiones, cuando salgo de compras, me doy la vuelta por la sección de cuidado de animales para evaluar el contenido nutritivo de las etiquetas y me doy cuenta que contienen cantidades mayores de proteínas, vitaminas y minerales en comparación con los productos que consumimos a diario por los seres humanos. Muchas veces llevamos nuestra mascota al veterinario y pagamos cientos de dólares por el tratamiento y diagnóstico, pero no podemos visitar un nutricionista para que nos evalúe y nos proporcione un régimen de alimentación adecuada.

No quiero que mal interpreten mi exposición. Sólo estoy exponiendo una realidad, ya que muchas veces le damos más énfasis a la salud de nuestros animales que queremos como un miembro más de nuestra familia, que a nosotros mismos. Como hijos de Dios y herederos del reino, no tenemos que conformarnos con una existencia mediocre o con la falta de conocimiento.

Toma una posición para la vida gloriosa y saludable que mereces tener. Hoy te invito a que retomes tu salud y aceptes la invitación para asumir la responsabilidad de tus elecciones y enfoques tus esfuerzos para mejorar tu salud y tener una vida más sana y llena de vigor; de manera que la puedas disfrutar a cabalidad con tus familiares y amistades.

En los próximos capítulos vamos a explorar más sobre el cuerpo, y veremos lo que sucede cuando esta increíble obra de arte es maltratada o abusada, así como los beneficios de practicar el ayuno de una manera fácil y sencilla, pero con unos resultados de salud extraordinarios, los cuales han sido mantenidos ocultos por las grandes compañías y los grandes intereses, incluyendo el gobierno, cuyo único propósito es mantenerlo a usted en la oscuridad del conocimiento.

Nuestro propósito es que usted sea cautivado por éstos y que se levante en su interior y comience a darle a su cuerpo el mejor cuidado, con un nuevo estilo de vida dirigido a optimizar su salud.

Capítulo 2

El poderoso misterio del ayuno

Mi experiencia sobre al ayuno sólo se remontaba a cuando era pequeño y estaba enfermo. Entonces el médico ordenaba hacerme unos análisis de laboratorio para determinar la raíz y la causa de mi enfermedad, y siempre me decía que tenía que ir al laboratorio en ayunas, lo que significaba el no ingerir ninguna clase de alimentos antes de realizarme los laboratorios. Desde pequeño mi vida no fue la más saludable posible y mi alimentación era de naturaleza chatarra en su mayoría. Siempre me alimentaba de pan blanco, queso, jugos azucarados, dulces, etc.

La palabra ayuno siempre la relacionamos con el no comer o literalmente a veces pensamos que nos vamos a morir de hambre, y por eso en la mayoría de las ocasiones tenemos miedo a practicar algo que ya han practicado nuestros antepasados de manera efectiva.

El ayuno tiene implicaciones positivas, tanto saludables como espirituales, y muchas religiones alrededor del mundo lo practican. En mi experiencia personal yo nunca contemplé cambiar mi estilo de vida y mi alimentación hasta llegar a la etapa adulta, excepto como en la mayoría de los casos siempre cambiamos cuando las cosan no andan del modo que nosotros deseamos.

Un día, ejerciendo mi labor para la compañía en la cual laboro, sentí un dolor inmenso en el área de mi espalda baja. No era una señal muy buena, pensé, llegué hasta el punto que no podía moverme. En esa ocasión pensé que me podía quedar paralizado y que tal vez no podría volver a caminar. Allí permanecí inmóvil por varios minutos, durante los cuales pasaron por mi mente muchos pensamientos, los cuales todos terminaban en un único final: ya no quedaré igual, ya no podré realizar las cosas que antes hacía, etc.

Muchas veces tenemos que pasar por situaciones no muy fáciles para darnos cuenta que la vida es una sola y que es el momento de cambiar. Actualmente estamos siendo bombardeados por anuncios en la televisión, radio e internet, que nos instan a comprar alimentos no deseados y sin ningún valor nutritivo. Estos anuncios están completamente diseñados para capturar la mente de la audición de manera tal que una vez los veas, te den las ansias de adquirir el producto y consumirlo. Estos productos son manufacturados por expertos en la ciencia de alimentos, los cuales hacen que una vez los ingieras el cerebro reciba una señal provocando que tu cuerpo desee ingerir ese producto en particular nuevamente.

Esta experiencia inicial me llevó a buscar información de los beneficios medicinales del ayuno y como éste ha logrado erradicar enfermedades crónicas en un sin número de pacientes a través de los años. La literatura y los estudios clínicos son innumerables y el beneficio medicinal del ayuno es real. Los estudios clínicos se han centrado en el tratamiento de enfermedades y en el impacto sobre problemas cardiovasculares, obesidad, diabetes, cancer, síndrome metabólico, presión arterial, colesterol y marcadores de inflamación sistémica, así como un aumento en la capacidad antioxidante y compuestos moleculares importantes para la salud de los vasos sanguíneos y el flujo sanguíneo, algunos de los cuales discutiremos en los próximos capítulos. Nunca había tenido la fuerza de voluntad de controlar mis hábitos alimenticios, ni le había dado importancia a los mismos, ni sabía cuán poderoso era para la regeneración del cuerpo, el alma y el espíritu el practicar el ayuno. Ahora, luego de practicarlo, frecuentemente me pregunto si esta es una herramienta tan poderosa y tan maravillosa para nosotros; entonces, ¿por qué no se le da mucha publicidad y propaganda en los medios noticiosos?

Después de mucho análisis he llegado a la conclusión de que la razón por la cual esto no sucede es porque el ayuno no se puede patentizar, no genera ganancias económicas, no se puede envasar para venderse en dosis. Además, el divulgar estos SECRETOS a través de los medios de publicidad provocaría que el pueblo se educara de una mejor manera y se reduciría en gran manera el número de pacientes enfermos, lo que provocaría pérdidas millonarias a las grandes corporaciones y al gobierno.

Podríamos decir que la enfermedad PRODUCE DINERO y es un negocio redondo para las grandes corporaciones y los negocios de multinivel. Me sorprende más aún que en las iglesias esta práctica sólo se promueva una vez al año y en muchas ocasiones ni se promueve.

La forma en que como y cuido de mí mismo ha cambiado totalmente. Sabemos que Dios quiere que llevemos vidas saludables y también sabemos que Él está ansioso y listo para ayudarnos cuando nos comprometemos con este objetivo. A menudo, cuando comenzamos una dieta para perder peso, hacemos un plan y en muchas ocasiones confiamos en nuestra fuerza de voluntad para poder sostenernos en el camino. La triste realidad es que la fuerza de voluntad a menudo falla y finalmente terminamos renunciando a nuestras metas y nuestros sueños, y sobre todo a la posibilidad de vivir una vida más saludable y poder vivirla y disfrutarla a cabalidad. Sin embargo, usar el ayuno para obtener una buena salud y con Dios como nuestra prioridad y nuestro guía es muy diferente a comenzar una dieta: es una experiencia para producir un cambio duradero.

El ayuno se trata de abstenerse de los alimentos, específicamente aquellos alimentos que hasta el día hoy no han originado ningún tipo de beneficio para nuestra salud. Durante este período de tiempo podemos examinar nuestras vidas, alinearnos con los caminos de Dios y mejorar nuestra salud. El ayuno es una disciplina física y espiritual que tiene principios que debemos seguir para que podamos asegurar una experiencia exitosa.

El ayuno es temporal, lo que significa que es factible practicarlo. Incluso los amantes de la carne pueden practicar el ayuno y quedarse sin carne por sólo veintiún días. Dejar de lado una cantidad específica y limitada de tiempo para ayunar agudiza nuestro enfoque y mejora nuestra salud física, emocional y espiritual. El poder de salud y espiritual que experimentamos a través del ayuno es un misterio. El término "misterio" se refiere específicamente a las intuiciones y verdades que entendemos solamente cuando algo es revelado directamente a nuestro espíritu. Cuando ayunamos, nos debemos entregar completamente en cuerpo, alma y espíritu.

Una de las preguntas que más recibo cuando converso con personas acerca del ayuno es la siguiente: "¿Qué tipos de ayunos existen?"

Pues permítame decirle que hay cuatro tipos principales de ayunos:

1. Absoluto o ayuno completo, en el que no consumes comida ni agua.

2. Rápido normal, en el cual usted consume sólo agua o jugos naturales verdes.

3. Rápido parcial, en el que se consumen algunos alimentos y bebidas y no otros.

4. Ayuno intermitente, en el cual usted se abstiene de comer por un periodo de 14-16 horas y luego ingiere alimentos.

Te preguntarás, "¿cuándo debo ayunar?"

Un ayuno puede ser para una ocasión, tal como Cuaresma, o fijado por los líderes de una iglesia (por ejemplo, un ayuno de la iglesia). Lo más importante es elegir las fechas para ayunar cuando puedas estar en completa armonía para realizarlo, de manera que te puedas preparar con anterioridad y así tener éxito

"¿Con qué frecuencia debo ayunar?"

No hay una sola respuesta. Mi recomendación es que practiques el ayuno por lo menos tres a cuatro veces al año ya sea para propósito físico y de salud, o como para un propósito espiritual si así lo deseas. "¿Cuánto tiempo debo ayunar?"

La duración del ayuno, como mencioné al principio, debe ser por veintiún días. Si usted practica este ayuno por primera vez ya que nunca antes ha practicado el ayuno, entonces debería practicarlo por menos días hasta que su cuerpo se acostumbre a la práctica del ayuno. Lo importante de todo esto es la preparación que usted tenga antes de comenzar el ayuno como está establecido en el Capítulo 8. En una dieta, ocasionalmente podemos engañar o dejar de cumplir las promesas que nos hicimos a nosotros mismos. Esperamos que el ayuno afecte nuestras vidas, así que mantenemos nuestro compromiso con él. Nuestra motivación para triunfar y estar saludable es mucho más fuerte que la tentación de beber una lata de refresco, comer una rebanada de pizza o comer algo sin ningún valor nutritivo y altamente procesado. Esta nueva disciplina es parte del poderoso secreto del ayuno y además, nos alimenta.

Para muchos, las exigencias de la vida cotidiana están tan llenas de actividades, responsabilidades y listas de tareas que sentirse abrumado es normal. Con tantas presiones, pocos tienen tiempo para alimentarse correctamente. La mayoría de nosotros comprendemos el reto físico de un ayuno, ya que muchas personas son adictas a los alimentos y los componentes de los alimentos, como la cafeína. Un ayuno puede ser además una "Guerra espiritual". Cuando algunas personas oyen el término "guerra spiritual", piensan en algo de otro mundo, no muy real. Pero la guerra espiritual es real.

Si usted va a un nutricionista para una orientación de nutrición lo más probable es que le dirá que comer seis comidas pequeñas al día le ayudará a mantener su metabolismo acelerado y evitará entrar en lo que se conoce como el "starvation mode". Muchos reclaman que el no comer hace que su cuerpo piense que se está muriendo de hambre, por lo que desacelera su metabolismo y le impide quemar grasa ya que el cuerpo debe mantener reservas de grasa para luego convertirlas en azúcar y por ende en energía. La teoría detrás de este modo de pensar es que, si usted ingiere comidas pequeñas durante todo el día, usted permite que su cuerpo constantemente queme calorías adicionales y permitirá que su metabolismo alcance su capacidad óptima. Sin embargo, no te informan que cuando comes seis comidas al día, tu cuerpo está produciendo insulina constantemente. La insulina es una hormona de almacenamiento, lo cual puede provocar que tus células se conviertan en resistentes a la insulina y por consiguiente puedes almacenar la azúcar en forma de grasa en las partes viscerales de tu cuerpo.

No ha habido un artículo de investigación que valide que implementar pequeñas comidas durante el día es lo correcto en términos de gastos de calorías. Los nutricionistas dicen que, si se ingieres 2000 calorías en comidas pequeñas constantemente todo el día, quemarás más calorías que en vez de comer sólo dos o tres comidas grandes. La teoría de mantener el metabolismo alto por comer siempre suena bien en principio; pero en realidad es sólo eso, una teoría. Más aún, ingerir 2000 calorías diarias no aplica a todas las personas. La cantidad de calorías a comer está determinada por el peso, la estatura y la cantidad de ejercicio que usted realice. Además, el cuerpo no fue diseñado para comer 3 comidas al día, ya que nuestros antepasados solo ingerían de una a dos comidas al día. La ciencia y la literatura actual cuenta una historia totalmente diferente a lo que nos han vendido. Es cierto que el cuerpo debe quemar calorías adicionales para poder procesar las comidas. Sin embargo, comer muchas comidas pequeñas durante el día para mantener su metabolismo es un mito completo. Lo que los investigadores encontraron es que, si usted ingiere 2000 calorías en una comida o se extiende a lo largo del día, su cuerpo va a quemar el mismo número de calorías de procesamiento y metabolización de los alimentos. ¿Te sorprendiste? ¿Lo internalizaste? El consumir el mismo número de calorías en dos comidas frente a siete comidas no muestra diferencias en las calorías quemadas entre los dos grupos. De hecho, nunca se ha demostrado que comer muchas comidas pequeñas a lo largo del día resultó en pérdida de peso. Si algo resultó es que la abundancia de calorías que se está consumiendo mientras ingieres muchas comidas realmente tuvo el efecto opuesto. Por eso es bien importante que además de practicar el ayuno o ingerir las comidas mantengas un plan de ejercicio cuyo propósito sea el mantenerte activo y evitar el estado de sedenta-rismo que afecta a millones de norteamericanos y personas alrededor del mundo.

Entonces, mi pregunta es: ¿cómo caímos en ese engaño y cómo personas de autoridad continúan usando, enseñando y promoviendo esta teoría que ha sido invalidada?

Analizando esta situación en la cual vivimos a diario, llegué a la conclusión que la información verdadera es ocultada por los grandes intereses de las grandes compañías, que han querido mantener a las personas en la oscuridad del conocimiento. Si bien podemos observar que cada anuncio de televisión que muestra una aparente enseñanza sobre pérdida de peso o de nutrición, es porque están promoviendo su producto para influenciarte de manera tal que lo adquieras. Es más, a muchos profesionales de la salud sólo le enseñan de cuatro a ocho créditos en nutrición en la universidad y lo paradójico es que vamos donde ellos buscando consejos de nutrición y de cómo alimentarnos mejor.

Vamos a continuar con este interesante tema y a explicar qué se ha descubierto en las investigaciones sobre el famoso "starvation mode".

Resulta que es en el "starvation mode", donde el metabolismo comienza a ponerse más lento, realmente es un proceso que existe. Mucha gente todavía cree que este fenómeno ocurre después de dos o tres horas después de una comida, pero en realidad ocurre en un promedio de 72 horas después de una comida. Esto en realidad, es tres días después, y no ocurre en pocas horas. Lo que sí se ha descubierto es que la tasa metabólica AUMENTA a corto plazo después del ayuno. De hecho, los estudios realizados justo después de un periodo de ayuno han demostrado un aumento de la tasa metabólica. Esto se debe a que el cuerpo libera hormonas del estrés, tales como adrenalina y noradrenalina (epinefrina y norepinefrina) para ayudar a agudizar la mente y darnos un aumento de energía. Estas hormonas se comunican con las células de grasa para descomponer la grasa corporal y estimular su metabolismo y convertirlas en fuente de energía utilizable por las células. El cuerpo va a detener el aumento del metabolismo y la respuesta al estrés después de tres a cuatro días, para conservar nuestra energía y aumentar la probabilidad de supervivencia. Recuerde que el cuerpo fue diseñado para sobrevivir cualquier situación de estrés que nuestro cuerpo se enfrente. La explicación que podemos ofrecer es que los seres humanos y otros animales han ayunado intermitentemente durante gran parte de su tiempo en la Tierra. La regla alimenticia general de hoy día y más común en las sociedades modernas, es que se ingiera tres comidas, más aperitivos todos los días. La realidad es que no está claramente establecido como regla general que tenemos que comer de 3 a 6 comidas diarias. Los primeros pobladores de la tierra no tenían acceso o disponibilidad a tiendas de comestibles o comida todo el día. Además, no había un supermercado al otro lado de la calle, o un restaurante de comida rápida. Ellos experimentaban ciclos de períodos de fiesta donde ingerían alimentos y ciclos de hambruna, y este ciclo produce una serie de beneficios bioquímicos que alteran drásticamente el funcionamiento del cuerpo. La investigación muestra que muchos procesos de reparación biológica y rejuvenecimiento tienen lugar cuando hay una ausencia de alimentos. Comer todo el día nunca le permite a su cuerpo el tiempo para limpiar toda la basura y regenerarse. Cuando usted come una comida, su cuerpo pasa unas horas procesando esa comida y quemando energía para luego permitir el acceso de los nutrientes al torrente sanguíneo. Su cuerpo almacena esta energía disponible en forma de glicógeno ubicado en el músculo y el hígado en conjunto con su azúcar en la sangre como su primera fuente de energía. El azúcar en forma de glucosa en la sangre y el azúcar almacenado en forma de glicógeno son la fuente de energía preferida del cuerpo antes que cualquier otra cosa. Una vez que esas reservas de energía se consumen, su cuerpo comienza a convertir la grasa almacenada en energía utilizable. Si está constantemente reponiendo sus reservas de glicógeno y azúcar en la sangre comiendo seis comidas pequeñas al día, entonces ¿cómo podrá su cuerpo ser capaz de utilizar sus reservas de grasa? ¡Obviamente le será imposible! Las personas se adaptan a quemar el azúcar como su combustible primario, lo cual reducirá la regulación de las enzimas que utilizan y queman la grasa almacenada. Con el fin de empezar a usar sus reservas de grasa como energía, su cuerpo tiene que estar completamente desprovisto de azúcar en la sangre y las reservas de glicógeno. Esto sólo ocurre cuando nos vamos sin comida por un período de ocho a doce horas. Esto sólo sucede cuando adoptamos el patrón alimentario de ciclos periódicos de ingerir alimentos y de ayuno.

Resulta que las mejores maneras nutricionales provienen de nuestros antepasados, los cuales se mantenían más saludables que los habitantes de la sociedad actual.

La abundancia de comida y la accesibilidad de la misma en conjunto con los comerciales de televisión, radio e internet han creado una mente consumista y han creado una sociedad enferma, repleta de enfermedades crónicas, y la mayoría de estas condiciones se relacionan con el ambiente incluyendo la manera de nutrirnos. ¿Cómo sería nuestra sociedad si cambiáramos nuestra manera de alimentarnos y pudiéramos reducir las enfermedades en su mayoría? Me imagino que los costos de salud se reducirían, el promedio de vida del ser humano aumentaría y podríamos experimentar una larga vida con nuestros familiares, podríamos ser libres de la enfermedad y podríamos realizar nuestros sueños de una manera espectacular. Podríamos viajar sin tener que cargar con un equipaje de medicamentos y nuestro sufrimiento se reduciría. Con las enfermedades vienen contratiempos, nos saca de la rutina diaria, nos afecta económicamente, nos inhibe de poder realizar muchas cosas, nos inhibe en ocasiones de realizar nuestros sueños, pero sobre todo, limita NUESTRA LIBERTAD. Si estás enfermo, ¿qué cosas no has podido realizar?, ¿te ha causado estrés?

Tal vez te preguntarás, ¿funciona el ayuno? ¿Es el ayuno difícil de practicar? ¿Cómo debo prepararme para tener un ayuno exitoso? En los siguientes capítulos te mostraremos las respuestas a tus preguntas.

Te invito a que sigas leyendo y profundizando más en la lectura de este libro para poner en práctica los principios aquí presentados y poder vivir una vida ABUNDANTE para la cual has sido diseñado.

Capítulo 3

¿Funciona el ayuno?

El ayuno es un método que está adquiriendo popularidad en el campo de la salud, los ejercicios o las religiones alrededor del mundo. Este proceso de ayunar se compone de intercalar los ciclos de ayuno y de ingerir alimentos en lugar de comer cada dos o tres horas al día, o de comer seis comidas pequeñas al día. El ayuno no es una DIETA, sino un método que se lleva a cabo por un periodo de tiempo específico. Este método aquí presentado establece una regla sobre qué alimentos comer, y cuándo debe comerlos. Sin embargo, no es saludable el practicar un ayuno y luego ingerir comida chatarra, ya que esto no sería nada saludable y contribuiría a la generación de enfermedades crónicas y al aumento de peso. Lo más recomendado es que cuando esté realizando la práctica del ayuno, usted ingiera alimentos de origen vegetal y granos enteros en los ciclos de alimentación para que su cuerpo entre en un proceso de asimilación y el sistema digestivo lleve a cabo el proceso de digestión de manera más sencilla. El ayuno se está volviendo un evento tan popular por una sencilla razón: EL AYUNO FUNCIONA. El ayuno puede ayudarle a perder peso y/o disminuir el riesgo de enfermedades crónicas. El ayuno nos permite usar la grasa como combustible primario en lugar de carbohidratos. A diferencia de tantas dietas existentes, este método no es la última dieta de moda anunciada en la radio ni la televisión o el método promovido por grandes actores o personalidades de la farándula.

Los programas de dieta actualmente generan miles de millones de dólares, y no hay una pizca de evidencia que la gente se está volviendo más delgada o viviendo una vida más saludable como resultado de practicar una dieta en particular. De hecho, lo opuesto es verdad. El porcentaje de obesidad sigue aumentando y ahora ha alcanzado proporciones epidémicas en todo el mundo, hasta el punto que en el 2013 por primera vez en la historia, la Sociedad Americana de Médicos declaró la obesidad como una enfermedad. Estas dietas, que ofrecen resultados rápidos, te hacen perder unas pocas de libras y están diseñadas para que las personas sigan atadas a comprar sus productos, ya que una vez que las personas dejan de consumir los productos ya sea por falta de tiempo o por falta de dinero, tienden a aumentar hasta dos veces su peso anterior. Las estadísticas muestran que más del 35.7% de los adultos mayores de 20 años son obesos, y el 68.8% de los adultos tienen sobrepeso. Se calcula que para el año 2025, aproximadamente el 20% de la población mundial y casi la mitad de los adultos estadounidenses serán obesos, siendo los hispanos con el porcentaje más alto en sobrepeso.

Perder peso es uno de los negocios más prósperos del mundo entero. Los programas de pérdida de peso, dietas, suplementos para perder peso y otras terapias de pérdida de peso generaron 2.2 billones en ventas a nivel mundial en el año 2015. Se estima que el mercado de pérdida de peso alcanzará más de 4.79 billones en ventas para el año 2020. Como resultado final las personas que entran en estas dietas terminan gastando miles de dólares, persiguiendo la pérdida de peso, sin ningún éxito a largo plazo.

Los estudios demuestran que el porcentaje de éxito de estas dietas para lograr la pérdida de peso a largo plazo es en extremo decepcionante. Usted tiene aproximadamente cuatro veces más probabilidades de añadir más peso a su peso original que perder peso a largo plazo.

Se ha encontrado que un pequeño porcentaje de las personas que terminan un programa de perder peso, lo mantienen; pero la mayoría de las personas recuperan todo o una porción del peso que perdieron; pero muchos ganan más peso. Una de las razones que hace que las personas que entran en estos programas recuperen su peso perdido es que las hormonas del apetito se activan cuando el cuerpo siente que ha perdido grasa y músculo. Una reducción en calorías y la pérdida de masa muscular causan que el metabolismo de su cuerpo se ponga más lento, por lo que es más fácil recuperar el peso una vez usted comience a comer normalmente de nuevo. Recuerde que el ser humano fue creado para sobrevivir y cuando el cuerpo detecta estos tipos de cambio, lo primero que hace es cambiar la velocidad del metabolismo para conservar energía. Con este dilema de pérdida y aumento de peso, el cual conocemos como la dieta del "Yoyo", debemos de encontrar una alternativa menos costosa y más eficiente. El AYUNO ha demostrado ser un método SEGURO, SENCILLO, FÁCIL y EFICAZ, que promueve no sólo la pérdida de grasa, sino que mejora la salud en general más eficientemente que cualquier otro estilo de vida. La diferencia entre el ayuno y cualquier otra dieta promovida por las grandes compañías es la abundancia de investigaciones clínicas que respaldan sus beneficios y sus resultados.

Para obtener un programa dietético y un estilo de vida con efectos beneficiosos a largo plazo sobre los marcadores metabólicos y de enfermedades crónicas, es necesario que exista un plan que promueva la adherencia a largo plazo. Estas intervenciones dietéticas deben ser apetitosas, saciantes y atractivas a la vista; además deben cumplir con los requisitos mínimos nutricionales, deben promover la pérdida de grasa y la preservación de la masa corporal y garantizar la seguridad a largo plazo. Además, estas intervenciones deben ser sencillas de implementar y fáciles de monitorear su progreso. El AYUNO cumple con todos estos criterios.

Se ha encontrado que el ayuno intermitente y el ayuno parcial son similarmente efectivos para lograr la pérdida de peso y la disminución de los marcadores de enfermedades metabólicas, tales como la obesidad y las enfermedades crónicas. Los marcadores de enfermedades metabólicas incluyen colesterol total y LDL, presión sanguínea, proteína C-reactiva, globulina de unión a hormonas sexuales, proteínas de unión a IGF, leptina e índice de andrógenos libres. El hecho de que el ayuno intermitente proporcione beneficios de salud casi idénticos como el ayuno continuo tradicional y el ayuno parcial, es algo bien interesante de estudiar y practicar para la mejoría de la salud, la disminución de riesgos de enfermedades y el alargamiento de la vida. Una vida diseñada para vivirla al máximo con nuestros familiares y amigos.

El ayuno intermitente es más eficiente que el ayuno continuo en cuanto a que ayuda a reducir la resistencia a la insulina. La resistencia a la insulina, es una condición en la cual las células no responden a las acciones y señales normales de la hormona insulina. La resistencia a la insulina conduce a casi todas las enfermedades crónicas, lo cual incluye la diabetes tipo 2, enfermedades del corazón, cáncer y enfermedades cerebrovasculares. Más información sobre la insulina la discutiremos en el Capítulo 6.

Durante el período de ayuno, las células sufren un estrés leve, las cuales responden al mismo de una forma adaptativa, aumentando su capacidad para hacerle frente. Las células responden de forma similar al estrés producido por el ejercicio. El ayuno intermitente proporciona beneficios de salud parecidos a los beneficios producidos por el ejercicio, sin ser tan difícil de implementar y mantener. Lo que hace que el ayuno intermitente sea tan SIMPLE es que requiere muy poco esfuerzo para un cambio de comportamiento. Es mucho más fácil para las personas restringir su alimentación durante un periodo de tiempo cada día, que disminuir dramáticamente su consumo calórico diario total. El ayuno intermitente proporciona simplicidad a tu vida. El ayuno intermitente te permite comer una comida menos cada día o no ingerir alimentos por 14-16 horas luego de tu última comida en la tarde hasta el otro día, lo que significa que planificas una comida menos cada día si así lo deseas, o comes tres comidas en un periodo de 8 horas. El ayuno proporciona un sinnúmero de beneficios para la salud sin requerir un cambio de comportamiento y estilo de vida contundente. Soy fiel creyente de que el ayuno intermitente combinado con el ayuno parcial es la intervención más poderosa si usted está luchando con su salud, peso, o cualquier enfermedad crónica y sobretodo, es muy económico.

Los beneficios para su salud incluyen:

Quema de grasa masiva y pérdida de peso.

Aumento de la producción de hormona de crecimiento humano.

Mejora los índices metabólicos, entre otros.

Muchos de estos beneficios parecerán sumamente exagerados, asombrosos o difíciles de creer, pero lo que muestro es una revisión de la literatura científica y no una mera opinión.

Le invito a conocer toda la ciencia que valida el ayuno intermitente y el ayuno parcial como uno de los cambios de estilo de vida más eficaces que puede usted hacer para mejorar su salud en todos los aspectos de su vida. En los próximos capítulos se discutirá cómo el ayuno ha ayudado a manejar diferentes condiciones y cómo implementar el plan de acción que TRANSFORMARÁ su vida.

Le recomiendo que lea todo el libro. Cuando conoce los numerosos beneficios que el ayuno nos brinda, nos da un gran "POR QUÉ", antes de comenzar este viaje. Una vez que sepa por qué debemos implementar el ayuno a nuestro régimen diario, se vuelve mucho más fácil de implementar y practicarlo frecuentemente.

Recuerde que usted fue creado para llevar a cabo un PROPÓSITO en la vida, y este propósito en muchas ocasiones se ve interrumpido por circunstancias que nos ocurren a diario, incluyendo la falta de SALUD. Nadie se ejercitaría si no cono-ciera los beneficios extraordinarios del ejercicio sobre nuestra salud. Nadie comería alimentos saludables si no conociera sus beneficios y lo necesarios que son para vivir una vida saludable. Si usted conoce el "por qué" debemos estar saludables, entonces lo próximo es conocer "EL CÓMO" lo implemento en mi estilo de vida.

Capítulo 4

El ayuno, una solución
para manejar la inflamación

Actualmente vivimos en una sociedad donde las enfermedades crónicas van en aumento. Si comparamos la tasa de mortalidad debido a estas enfermedades durante los años 80 versus 2017 nos daremos cuenta que estamos viviendo en una sociedad inflamada. Puede ser que actualmente estés viviendo con una enfermedad crónica o conoces a alguien que padezca de una de estas condiciones. Tal vez venga a tu memoria lo imposible que se le hacía caminar, moverse, inclinarse para recoger algo o tan sencillo como mover un solo dedo. Estos dolores por lo general son causados por inflamaciones internas, de las cuales no nos damos cuenta. En la medicina actual en muchas ocasiones se nos dice que estas enfermedades son de origen genético y que en su mayoría no tienen cura alguna. En los últimos años el campo de la nutrición ge-nética ha cogido mucho auge y ésta se basa en que lo que nosotros ingerimos a diario determina la expresión de nuestros genes. Para explicar esto en más detalle, lo que sucede es que nuestro cuerpo necesita cinco elementos básicos: proteínas, carbohidratos, grasas esenciales, minerales, vitaminas y agua. Cuando nuestro cuerpo no tiene una fuente de estos, entonces nuestro cuerpo comienza a utilizar las reservas. Una vez las reservas se agotan ocurren las mutaciones genéticas. Por lo tanto, la raíz de la causa no son las mutaciones genéticas sino la falta de elementos esenciales en nuestro cuerpo, las cuales en la mayoría de las veces usted y yo tenemos todo el control sobre ellas. La buena noticia es que hay solución para su problema de inflamación. La inflamación es el proceso por el cual nuestro cuerpo repara el tejido dañado y lo protege de agentes extraños como bacterias y virus. Nuestro cuerpo necesita cierto grado de inflamación para poder estar saludable. Debemos entender que existen dos tipos de inflamación; la inflamación crónica y la inflamación aguda. La inflamación aguda es necesaria para ayudar a proteger y curar el cuerpo de una lesión o infección. El sistema inmunológico de nuestro cuerpo, mediante una cadena de reacciones químicas y biológicas, envía glóbulos blancos y otros productos químicos a las áreas lesionadas para combatir los agentes extraños que potencialmente causan daño a nuestro cuerpo. Por ejemplo: cuando recibes un corte, una lesión o una infección, nuestro cuerpo comienza un proceso inflamatorio agudo que normalmente es be-neficioso para nosotros. La inflamación se caracte-riza por los siguientes síntomas pero no se limitan sólo a ellos:

Enrojecimiento
Dolor e Hinchazón
Pérdida de movimiento
Pérdida de la función

Cuando la inflamación se convierte en una inflamación crónica, los síntomas no se producen hasta que se experimenta la pérdida de la función del área afectada. La inflamación crónica es un proceso sistémico que daña sus tejidos sin usted darse cuenta hasta que note el resultado principal de este proceso, el cual generalmente culmina en una enfermedad crónica. Este proceso de inflamación crónica puede que no presente ningún tipo de síntoma hasta que finalmente se le diagnostica algo como una enfermedad cardíaca, cáncer o enfermedad de Alzheimer o artritis, entre otras enfermedades. Además se pueden presentar una serie de situaciones de salud tales como enfermedades del corazón, obesidad, cáncer, migrañas, dolor crónico en el cuerpo incluyendo las coyunturas, problemas de tiroides, diabetes, ADD/ADHD, neuropatía periférica y enfermedades autoinmunes como esclerosis múltiple, colitis ulcerosa, Crohn y la artritis reumatoide. Por eso, cuando vas al médico para una revisión, lo primero que te recetan es un anti-inflamatorio para atacar esa inflamación crónica. Podríamos decir que sin este tipo de inflamación crónica las enfermedades existentes desaparecerían casi en su totalidad. Según las estadísticas del Centro para el Control y Prevención de Enfermedades se estima que en el año 2012 el 50% de los adultos presentaba una enfermedad crónica y siete de cada diez adultos fallecieron debido a enfermedades crónicas. Imagínese por un momento como disminuirían los costos de salud y lo feliz que usted viviría, ya que podría retener más dinero en su bolsillo para satisfacer necesidades básicas e inclusive poder irse de vacaciones junto a su familia. La inflamación excesiva debe ser tratada apropiadamente y de manera urgente si usted anhela ser curado.

La inflamación crónica es causada en su mayoría por un estilo de vida no muy saludable. Esto se puede deber a varios factores, como que usted ha elegido este tipo de vida voluntariamente, o tal vez en su familia no le enseñaron un estilo de vida saludable, o no ha tenido la información necesaria para poder hacer un cambio de vida. En la sociedad actual he notado que nos bombardean con comerciales de comida chatarra y no se ve casi ninguno de comida saludable, excepto en el caso que el comercial te quiera vender algo, pero ningún comercial se dedica a educar a la sociedad. Por consiguiente, el estilo de vida no saludable resulta en un sistema inmunológico que no funciona ade-cuadamente, o actúa de manera sobrereactiva, o a través de un problema con el cual el cuerpo está tratando de luchar.

La dieta americana estándar (SAD) como se conoce por sus siglas en inglés, es increíblemente poco saludable. Las grandes industrias han llenado nuestra sociedad con dietas que contienen enormes cantidades de ácidos grasos de tipo omega-6 los cuales son agentes pro-inflamatorios. Si nos remontamos a los tiempos antiguos, nuestros antepasados consumían una dieta bastante equilibrada con respecto a los omega-3 y los omega-6. Por cada alimento que consumían que era rico en omega-3 tales como: pescado, nueces y semillas, estos consumían aproximadamente la misma cantidad de omega-6 tales como carne de res, cerdo, pollo, grasas animales y aceites vegetales refinados. Con una proporción igual entre los alimentos antiinflamatorios y pro-inflamatorios, básicamente se cancelaban los efectos y se obtenía una dieta equilibrada en lo que respecta a los ácidos grasos. Por eso, nuestros abuelos podían vivir en ocasiones hasta más de cien años de manera saludable. Los ácidos grasos omega-6 son inflamatorios, mientras que los ácidos grasos omega-3 sanos son antiinflamatorios. Desafortunadamente, la producción industrial y el procesamiento comercial de alimentos de proteínas de origen animal han logrado que el costo de los alimentos se reduzca muy significativamente, haciéndolos accesibles a todos.

En los últimos cuarenta años, se ha producido un increíble aumento de las enfermedades crónicas, especialmente las que se basan o son desencadenadas por la inflamación, como la obesidad, enfermedades del corazón, diabetes, artritis, colitis, dolores de cabeza (incluyendo migrañas), enfermedades autoinmunes y cáncer.

Entremos brevemente a los detalles del conocimiento de nuestro cuerpo. Para poder entender lo que sucede en él debemos entender cómo funciona el mismo. Recuerde que cuando el propósito se desconoce, el abuso es inevitable. Para detectar la inflamación crónica, generalmente el médico le ordena realizar la prueba de proteína C reactiva (PCR), la cual mide los niveles de inflamación en el cuerpo. La proteína reactiva se origina en el hígado y viaja por el torrente sanguíneo en respuesta a una lesión de tejido, el comienzo de una infección, o alguna otra causa de la inflamación. Un alto nivel de PCR en la sangre puede ser una señal de que puede haber un proceso inflamatorio que esté ocurriendo en el cuerpo, además de que determina el riego de tener o ser propenso a una enfermedad crónica. Existen otros marcadores de la inflamación, los cuales incluyen un aumento de la tasa de sedimentación de eritrocitos (ESR), niveles de insulina en sangre en ayunas y factor de necrosis tumoral alfa (TNF-α). El TNF-α aumenta en sujetos obesos, la cual se manifiesta como una proteína pro-inflamatoria en respuesta a la resistencia a la insulina y anomalías metabólicas. El TNF-α, es un poderoso marcador de inflamación y se ha vinculado con una disminución en el número de células madre neurales y una disminución en la capacidad del cerebro para crear nuevas células.

La reducción en el nivel de BDNF (factor neurotrópico derivado del cerebro) es también un signo de un proceso inflamatorio en el cuerpo. Estudios realizados han demostrado que el ejercicio y el ayuno intermitente reducen la inflamación en el cuerpo y mejoran la función cerebral al aumentar este factor neurotrópico, permitiendo que las células nerviosas viejas formen redes densas e interconectadas, que hacen que el cerebro funcione más rápido y eficientemente. Este factor neurotrópico permite un proceso llamado neuroplasticidad, el cual consiste en la capacidad que tiene el cerebro para reorganizarse a sí mismo mediante la formación de nuevas conexiones neuronales y para formar nuevas células del cerebro a lo largo de la vida. Un dato importante es que mientras más conocimiento adquiere el ser humano através de la lectura u otros métodos de enseñanza ocurre un aumento en la neuroplasticidad, provocando que las neuronas del cerebro se mantengan más saludables disminuyendo el proceso de degeneración de las mismas.

El BDNF y la inflamación en el cerebro están indirectamente relacionados, por lo que BDNF sólo puede aumentar en el cerebro cuando los niveles de inflamación son bajos. Por lo tanto, cuanto más BDNF se reúna en el cerebro luego de un ayuno intermitente, menor cantidad de inflamación estará presente. El bajar la inflamación provoca un aumento en el flujo de sangre y oxígeno al cerebro, y aumenta el tamaño de los lóbulos frontales. Los lóbulos frontales, ubicados en la parte frontal del cerebro, son la parte del cerebro que controla las habilidades cognitivas importantes en los seres humanos, como la expresión emocional, la resolución de problemas, la memoria, el lenguaje, el juicio y el comportamiento sexual.

En el hipocampo el BDNF estimula la producción de nuevas células cerebrales en respuesta al ayuno intermitente. La inflamación disminuye el tiempo y la capacidad de supervivencia de las neuronas/células cerebrales existentes e inhibe la capacidad del cerebro para crear nuevas neuronas. También afecta la cognición, resultando en una disminución en la memoria y compromete la capacidad de aprender cosas nuevas. El factor de necrosis tumoral alfa (TNF-α) es un potente marcador de inflamación y se ha relacionado con una disminución en el número de células neuronales madre y en una disminución en la capacidad del cerebro para producir nuevas células, y un aumento en los procesos degenerativos en el cerebro.

El ayuno tiene la fantástica capacidad de reducir el índice de andrógenos libre, la proteína C reactiva, el colesterol total y LDL, los triglicéridos y la presión arterial, entre otras cosas. Todas estas sustancias sirven como marcadores de inflamación y tienen un efecto negativo en nuestra salud. El ayuno puede ser la respuesta a la lucha contra este ambiente estresante y llegar al fondo de este proceso de inflamación. Se ha demostrado que abste-nerse de comer o beber durante el día aproxima-damente 12 horas de ayuno cada día reduce las proteínas pro-inflamatorias, incluyendo el factor de necrosis tumoral α, las presiones arteriales sistólicas y diastólicas y el peso corporal. Además, se encontró que el ayuno atenúa el estado inflamatorio del cuerpo mediante la supresión de la expresión de las citoquinas pro-inflamatorias y la disminución de la grasa corporal.

La realidad del día de hoy es que no somos saludables porque no estamos comiendo saludablemente. Usted elige comer sano o no comer sano. Elige fumar o no elige fumar. Usted decide hacer ejercicio o no hacer ejercicios. Usted elige reducir el estrés en su vida o no. Nuestra salud en su mayoría depende de la clase de decisiones que rea-lizamos a diario. Las grandes compañías nos han llevado a tomar ciertas decisiones que pueden no ser para nuestro mejor interés, sino para las personas que la promueven. ¿Sabías que hay compañías de seguros que venden seguros de vida, discapacidad y salud que poseen millones de acciones en las cinco cadenas de comida rápida que incluyen McDonald's, Burger King, KFC, Pizza Hut y Taco Bell? Lo que significa esto es que ellos ganan dinero con los alimentos que te enferman, ya que te ofrecen pólizas de seguro para cubrir las consecuencias de tus acciones. Espero que puedas tomar las decisiones mejores para ti, no para las grandes empresas y corporaciones que tratan de venderte alimentos tóxicos, medicamentos peligrosos y políticas de salud no favorables. Los ácidos grasos omega-6 dominan nuestras dietas. Todos hemos visto el aumento en los alimentos fritos, los procesados, los chatarra, y los alimentos cocinados con los aceites baratos, omega-6-ricos. ¿Sabías que las carnes de preparación rápida que compras en el supermercado están previamente fritas? A menos que usted identifique y elimine la causa real de la respuesta inflamatoria, todo lo que se ha hecho al tomar medicamentos antiinflamatorios es posponer lo inevitable y continuar destruyendo el cuerpo aún más durante el proceso. Vemos anuncios en la televisión mostrando cómo las compañías farmacéuticas están contratando personalidades famosas para adoptar y promover sus productos. Estos medicamentos sólo enmascaran la inflamación y suprimen el sistema inmunológico. Ninguno de estos fármacos tiene la capacidad de corregir el problema subyacente, sin embargo, la imagen de los anuncios de drogas da a los espectadores la falsa esperanza de que pueden, de hecho, recuperar su vida.

Sin embargo, cuando me siento detenidamente para ver y escuchar la información presentada, me doy cuenta que los efectos secundarios son mayores que los beneficios. No me mal interprete; no estoy en contra de los productos farmacéuticos ni de la medicina tradicional. De hecho, tengo muchas amistades con grados doctorales en medicina, a quienes respeto y valoro por su trabajo. Entiendo que la medicina tradicional fue diseñada para estabilizar algunos procesos cuando estos se salen de control.

La mejor noticia de todo es que el ayuno ha demostrado DISMINUIR la inflamación y por consiguiente las enfermedades crónicas. Muchas veces nos concentramos en los beneficios espirituales del ayuno; pero no sabemos o no le damos importancia a los beneficios medicinales que el ayuno nos brinda.

La obesidad, la cual discutiremos en el Capítulo 5, es una de las fuentes primarias de la inflamación. La obesidad es una condición que va en aumento logrando afectar nuestra capacidad cognitiva, entre otras cosas.

Te invito a conocer más sobre la obesidad y cómo el ayuno te puede ayudar a reducir los niveles de grasa corporal.

Capítulo 5

Una nación obesa

Me encanta destacar que en los Estados Unidos las personas hoy día pagan por comer, y también pagan por perder peso. Esto suena paradójico, pero es la realidad que vivimos como nación. Lamentablemente el gobierno no ha tomado las decisiones correctas para atacar el problema de obesidad que enfrentamos. En muchas ocasiones ha respondido a los grandes intereses de empresas multimillonarias con el único propósito de aceptar donaciones para campañas políticas o favores politicos, entre otros. Tal vez pensarás que la decisión de mantenerse como una persona saludable es una decisión individual y no del gobierno. En parte es cierto, pero se deben establecer regulaciones que favorezcan a los integrantes de la nación para que estos vivan una vida más saludable. En cambio, otras naciones han decidido cambiar su sistema gubernamental en cuanto al enfoque de la buena nutrición y la buena salud. Los productos de pérdida de peso junto con los procedimientos relacionados y los servicios es un negocio de miles de millones de dólares por año en los Estados Unidos. Sin embargo, todavía estamos en sobrepeso. De hecho, muchas personas han sido diagnosticadas clínicamente obesas. Las escasas opciones alimentarias, la pobre educación en el sistema escolar hacia la nutrición, el estrés, la falta de dinero por falta de empleos y el bombardeo de anuncios de comida han creado una epidemia de obesidad en nuestra nación y alrededor del mundo. La persona promedio se enfrenta a cerca de más de 100 anuncios en un periodo de siete a ocho horas continuas viendo programas en la tele. Esta crisis de obesidad es algo bien costoso, a tal punto que actualmente los costos relacionados a la obesidad se encuentran cerca de los 210 billones de dólares al año, según un estudio publicado por el "Journal of Health Economics", en el año 2012. Estas alarmantes cifras incluyen la falta de productividad en los trabajos, aumento en el costo del combustible y pasajes aéreos etc.

La obesidad no es una condición asociada con la ansiedad social, ya que puede sentirse incómodo con su apariencia física. La obesidad es una ENFERMEDAD. La obesidad no es simplemente la sensación de decepción que experimenta cuando usted ve su reflejo en un espejo de cuerpo entero y parece más pesado de lo que pensaba. La obesidad, independientemente del grado, es una enfermedad que con el tiempo puede causar otras enfermedades crónicas irreversibles. La mayoría de las personas que son obesas ni siquiera se dan cuenta del daño que está sucediendo en sus cuerpos ya que estos daños empiezan en el interior y se reflejan eventualmente en el exterior. La obesidad es una enfermedad del estilo de vida que está relacionada con los patrones de vida diaria de una persona y está directamente relacionada con la inactividad física y los malos hábitos alimenticios. La obesidad contribuye al desarrollo de la diabetes tipo 2 y las enfermedades cardiovasculares, incluyendo la presión arterial alta, enfermedades del corazón y accidentes cerebrovasculares. La obesidad también se asocia con ciertos tipos de cáncer, con dolor en las articulaciones y con mala calidad del sueño y falta de descanso.

Tuve la experiencia personal de experimentar este proceso. Por muchos años me mantenía en el área de sobrepeso, todos los días me miraba en el espejo, pero no quería aceptar mi situación. En la realidad mi cuerpo estaba todo hinchado, hasta el punto de muchas veces fatigarme cuando hacía algún tipo de trabajo liviano. No podía hacer deporte y no podía disfrutar mi vida a cabalidad. Mi presión arterial siempre estaba por las nubes, desarrollé la condición de apnea del sueño y por más de tres años utilice la máquina C-PAP, la cual era mi fiel compañera, donde quiera que viajara, ya que en cualquier momento podía quedarme sin respirar. Mi familia se preocupaba por mi situación y aunque no lo demostraban, yo sabía cuál era su preocupación. Llegó el día en que me sentí frustrado conmigo mismo y tuve que tomar una decisión por el bienestar de mi salud y mi familia. Fue en esos momentos que comencé a estudiar sobre nutrición y los beneficios del ayuno. Comencé a ponerlos en práctica, aunque reconozco que el paso más difícil fue el de tomar la decisión de cambiar. Luego de tres años en este proceso de alimentación limpia y sana me he mantenido saludable.

Actualmente ayuno por lo menos tres a cuatro veces cada año, incluyendo en muchas ocasiones los periodos de festividades en familia. Tal vez te puedas identificar con mi situación, pero estos eventos se han convertido en una realidad del pasado. Al igual que yo, si padeces de una de estas condiciones o conoces a alguien que está pasando por esta situación, también pueden quedar en su pasado si tomas o toman una decisión de cambiar HOY MISMO.

La obesidad afecta a todos los individuos y familias sin importar sexo, edad, raza o situación económica. La obesidad puede comenzar a una edad temprana y se ha triplicado en los últimos años entre niños y adolescentes. Se ha descubierto que los niños hispanos son más propensos a ser obesos que los blancos no hispanos; y las niñas afroamericanas tienen más probabilidades de ser obesas que las niñas blancas no hispanas. La obesidad es una enfermedad con el potencial de conducir a otras enfermedades crónicas, inclusive la muerte. El problema de la obesidad debe ser tra-tado de manera urgente pero no por el gobierno o por otras organizaciones, sino por nosotros. Cada uno de nosotros tiene lo necesario para detener la obesidad y esto es sencillamente la decisión de cambiar. EDÚCATE sin temor y verás cómo logras un cambio. Como ser humano siempre tenemos la tendencia de delegar en otras personas y no aceptar la responsabilidad de nuestros propios actos. ¡Tienes un millón de razones para cambiar!

Entre las razones principales para cambiar debes reconocer que eres una creación preciosa e inestimable del Creador y fuiste creado para llevar acabo un propósito en la vida. Dios quiere que sus hijos estén en su mejor forma, espiritual, emocional y físicamente. Otra razón para cambiar es que pro-bablemente desarrolles enfermedades como diabetes tipo 2, presión arterial alta, enfermedad cardíaca y accidente cerebrovascular. Para muchas personas, estas condiciones resultan en viajes frecuentes al médico y estadías en el hospital, uso de medicamentos, amputaciones, ceguera o un ataque cardíaco. La mayoría de la literatura científica menciona que el impacto de los genes sobre la obesidad es relativamente pequeño en comparación con el enorme impacto de los factores de estilo de vida. La mayoría de las personas son obesas debido a sus opciones, no debido a una mala genética o un metabolismo lento.

¿Se ha preguntado por qué la tasa de obesidad ha aumentado tan drásticamente? Una de las razones de este aumento es que en los Estados Unidos de Norteamérica cada vez más hay un aumento de hogares con un solo padre o madre que en cualquier otro momento de nuestra historia. La mayoría de los hogares monoparentales son dirigidos por mujeres, a menudo con poca o ninguna presencia paterna. En muchos casos, los padres solteros trabajan para proveer a la familia y no están disponibles para cocinar comidas regulares y sanas para sus hijos, para jugar al aire libre, o para asegurar prácticas de salud óptimas para sus hijos o para ellos mismos. Debido a las demandas que enfrentan, los padres solteros son a menudo pesados y se centran en las necesidades básicas tales como ganarse la vida y poder tener un techo sobre sus cabezas, comprar ropa y la comida para ponerla sobre la mesa para poder alimentar a su familia, aunque ésta no sea la comida más saludable; una triste realidad que vivimos como nación. El hacer ejercicios con regula-ridad y asegurarse de que las comidas sean saludables no son prioridades en muchos de los hogares hoy día. Otra razón es que en muchos hogares los dos padres, tanto el esposo como la esposa trabajan tiempo completo fuera de la casa. Los padres no preparan comidas saludables para sí mismos o para sus hijos y en su mayoría dependen de alimentos altamente procesados, comidas rápidas y comidas en restaurantes. Pocos toman el tiempo para aprender sobre las opciones de estilo de vida saludable y muchos están demasiado cansados para hacer lo que es absolutamente necesario para llevar esto a cabo. En la actualidad tenemos numerosas familias sin tiempo y sin conocimientos sobre cómo disfrutar un saludable estilo de vida. Las familias están sobrecargadas de trabajo, cansadas, e-xageradas y con sobrepeso, incluso obesos. Una receta desarrollada a la perfección para el desarrollo de enfermedades progresivas.

Una de las preguntas que nos deberíamos hacer cada vez que comemos es: "¿Por qué estoy comiendo esto? ¿Espero sentirme mejor, lucir mejor o tener un mejor desempeño?"

Para desarrollar y mantener un cuerpo saludable, las razones para comer deben ser claras. Algunas personas entran en el ayuno ya en un excelente estado físico y pierden muy poco peso corporal, pero mejoran otros aspectos de su salud como por ejemplo, sus niveles de colesterol en la sangre. Otros pierden la mayor cantidad de peso a medida que comienzan a comer alimentos que conducen a una salud óptima. A medida que se acerque a su peso deseado, el desprendimiento de libras puede disminuir y ser más difícil. Esto es normal y no por eso eres una excepción.

Cada día hay más evidencia que resalta cómo el ayuno puede ayudar a mantener la masa muscular en comparación con el método de restricción de calorías. No sólo es tener una mayor cantidad de masa muscular magra más estéticamente agradable a la vista, sino que también resulta en una mayor tasa metabólica. Cuanto mayor sea su metabolismo, más seguirá manteniendo el cuerpo en un estado de quemar de grasa. Hay varias maneras de ayunar, la cual causa la quema de grasa masiva en el cuerpo. No sólo obliga a su cuerpo a utilizar sus almacenes de grasa, sino que también cambia la actividad de sus hormonas para facilitar la pérdida de grasa. La insulina es una hormona producida en el páncreas que se libera cuando comemos. Cuando ayunamos, los niveles de insulina disminuyen, lo que facilita la quema de grasa. Los niveles de la hormona del crecimiento aumentan durante el período de ayuno, lo que lleva a la pérdida de grasa y el aumento del músculo. Estos dos aspectos los discutiremos en detalle en los siguientes capítulos. Los niveles de norepinefrina también aumentan en el cuerpo en respuesta al ayuno. Su sistema nervioso envía norepinefrina a sus células de grasas, estimulando la descomposición de la grasa del cuerpo en los ácidos grasos libres que se utilizan como energía durante su ayuno. Juntos, estos cambios hormonales promueven la pérdida de peso corporal y grasa del vientre.

El ayuno lleva a varios cambios fisiológicos en el cuerpo que hacen la quema de grasa mucho más fácil. Los beneficios del ayuno van mucho más allá de la eliminación de grasa y la pérdida de peso. El ayuno proporciona numerosos beneficios a la salud metabólica, al sistema inmunológico y a la microflora del intestino, y a su vida.

Capítulo 6

El peligro de la diabetes

Un estudio publicado en el año 2016 por el Centro de Control y Prevención de Enfermedades encontró que más de 29 millones de personas en los Estados Unidos padecen de diabetes y más de 86 millones padecen de pre diabetes una condición seria que aumenta el riesgo de diabetes tipo 2 y otras enfermedades crónicas. En al año 2013 la diabetes tipo 2 fue la causa número siete de muerte en los Estados Unidos. Las consecuencias de una diabetes tipo 2 no controlada son inmensas. Conozco personas que han padecido de esta condición por muchos años hasta el punto que han encontrado la muerte, causando en los familiares un dolor difícil de consolar. La insulina es una hormona producida por las células beta del páncreas. Ésta se secreta en pequeñas cantidades durante todo el día y aumenta su concentración después de que se consume una comida. Este proceso lo podríamos discutir de la siguiente manera: cuando comemos una comida que contiene carbohidratos, los niveles de azúcar en la sangre comienzan a aumentar. Dado que el azúcar en la sangre no puede entrar en sus células directamente, ésta necesita una hormona llamada insulina, la cual se adhiere para poder ser transportada por el sistema sanguíneo. Imagínese la azúcar como una persona que necesita ser transportada de un punto A hasta un punto B, y la insulina como el taxi que le va a proveer el mecanismo de transporte. El páncreas detecta el aumento de azúcar en la sangre cuando se consume azúcar y promueve la liberación de la insulina como resultado.

En el caso de usted ingiera una azúcar de alcohol tales como endulzantes artificiales, el páncreas no la detecta y por consiguiente no libera la hormona de la insulina, pero esa azúcar es procesada por el hígado directamente, el cual es un centro de detoxificación. Cuando la insulina se une a las células, parte de la azúcar es almacenada en el hígado para ser liberada en el torrente sanguíneo cuando el cuerpo la necesite. El glycógeno es la forma en el cual la azúcar se almacena en su músculo y carece de la capacidad de liberarse en el torrente sanguíneo como la azúcar almacenada en el hígado, porque carece de una enzima específica. El papel de la insulina es regular los niveles de azúcar en la sangre y mantenerlos en el rango normal.

El problema surge cuando los niveles de insulina se elevan de manera crónica en el cuerpo debido al consumo constante de azúcar, o que el páncreas no secrete la insulina necesaria para transportar la azúcar a través de la sangre. La insulina es una hormona que almacena grasa en el cuerpo. Por eso es que notamos que una mayoría de los pacientes de diabetes tipo 2 son generalmente obesos. Esta hormona le dice a las células de grasa que la almacenen y evita que la grasa almacenada se descomponga para ser utilizada en forma de energía. Podemos resumirlo de la siguiente manera: la insulina sólo puede estar presente en la sangre si tenemos niveles elevados de azúcar en la misma y por consiguiente sólo podemos tener un nivel elevado de azúcar en la sangre si hemos consumido una comida. Por lo tanto, si tenemos un exceso de energía luego de consumir una comida, la insulina se libera para almacenar esta energía disponible y el cuerpo no permitirá que las reservas de energía en forma de grasa se descompongan, porque ya tenemos la energía que el cuerpo quiere consumir. Al seguir almacenando energía en forma de grasa, la persona llega a estar en sobrepeso en algún momento.

Cuando los niveles de glucosa se elevan debido a una comida que recientemente hayamos consumido, nuestro cuerpo se convierte en un modo de almacenamiento; por consiguiente la insulina se libera para almacenar toda esta energía que consumimos recientemente. La forma que podemos utilizar para quemar la energía almacenada ubicada en estos centros de almacenamientos de grasa es dejar de comer y permitir que nuestro cuerpo convierta esos depósitos de grasa en energía utilizable por el cuerpo. Cuando las personas son obesas o están comiendo una dieta compuesta de alimentos procesados y carbohidratos simples, la insulina es constantemente liberada por el páncreas dando paso a que nuestras células dejen de responder al aumento de la insulin, y por consiguiente las células se vuelven resistentes o insensibles al aumento de la insulina. La resistencia a la insulina la podríamos explicar de manera más sencilla. Supongamos que usted llama a un taxi para que lo transporte a casa de un familiar o amigo, una vez llega a la residencia usted se baja del taxi y toca la puerta. Si su familiar o amigo no desea abrirle la puerta, usted se quedara afuera y terminará pidiéndole al taxi que lo lleve de regreso y el taxi seguirá dando vueltas hasta que se quede sin gasolina o se dañe debido a su uso excesivo. De la misma manera ocurre con el páncreas, éste todavía sigue ejerciendo su función por el momento mediante la detección de más y más aumentos en el azúcar en la sangre, liberando más insulina en el torrente sanguíneo para bajar los niveles de azúcar en la sangre hasta el punto que el páncreas puede limitar la producción de células betas, ha-ciendo que usted se convierta en un paciente dependiente de inyecciones de insulina por el resto de su vida.

El resultado final de esta reacción en cadena son cantidades altas de insulina en la sangre con niveles elevados de azúcar en la sangre, lo cual se conoce como hiperglucemia. ¿Crees que esta persona es capaz de quemar sus almacenes de grasa? De ninguna manera. Al tener un exceso constante de energía y niveles crónicos elevados de insulina en el cuerpo esto no permitirá que se queme la energía, lo que resultará en una persona cada vez más obesa.

En adición a los niveles elevados de insulina debido a estar ingiriendo comidas poco saludables, en combinación con la falta de ejercicios, se produce una liberación de las hormonas del estrés, poniendo su cuerpo en una respuesta de alerta.

Estas hormonas aumentan la frecuencia del ritmo cardíaco y la presión arterial. Las hormonas del estrés son las que regulan el sistema inmunológico y aumentan el colesterol en la sangre, que es un precursor de la producción de hormonas. Estas hormonas del estrés causan a su vez que el hipocampo del cerebro se contraiga y disminuya la capacidad de dormir, lo cual no permitirá que las células del cerebro procesen la azúcar adecuadamente, produciendo entonces dolores de cabeza debido a la tensión, disminución del deseo sexual, niveles bajos de la hormona de crecimiento, la cual es importante en el proceso de regeneración del cuerpo, como lo veremos en el Capítulo 7, y seguirá teniendo deseos de consumir azúcar y grasas no saludables y cafeína. Las hormonas de estrés también regulan los receptores de insulina, lo cual no permite que los receptores se adhieran a la azúcar en el torrente sanguíneo ni dentro de sus células. Cuando este proceso se convierte en un proceso crónico entonces se desarrolla la diabetes tipo II, enfermedades del corazón, obesidad, cáncer y muchas otras enfermedades crónicas, lo cual puede provocar la muerte de las personas y en muchos casos a temprana edad.

El aumento en la glucosa debido a una dieta rica en carbohidratos procesados conduce a aumentos adicionales en la insulina, disminuye los niveles de minerales y vitaminas en el cuerpo ya que estos productos no proveen cantidades esenciales de estos elementos, provocando que el cuerpo comience a utilizar sus reservas. Por ejemplo, el magnesio es un mineral que ayuda a la relajación muscular, pero cuando sus niveles son bajos causan que los vasos sanguíneos se contraigan y se hagan más pequeños, aumentando más la presión arterial y poniendo un estrés adicional en el sistema cardiovascular.

Cuando esto sucede de manera constante el corazón pierde elasticidad y capacidad de relajarse y contraerse efectivamente, provocando una reducción en la capacidad de bombear sangre a través del cuerpo. Cuando la sangre no llega efectivamente a los órganos y a los tejidos, estos no reciben el oxígeno adecuado, causando que los tejidos mueran y eventualmente esta situación da paso a la amputación de la extremidad.

Una dieta pobre conduce a una mayor acumulación de grasa visceral, que es la grasa que se acumula alrededor del vientre y que rodea los órganos del cuerpo tales como el hígado y el páncreas. Este tipo de grasa liberará ácidos grasos en la sangre, así como hormonas inflamatorias que impulsan el desarrollo de la resistencia a la insulina. Además, esta grasa acumulada alrededor de los órganos internos evita que una vez que los alimentos sean procesados en el intestino los nutrientes se transporten a estos órganos para ser procesados y distribuidos a través del torrente sanguíneo.

Los individuos de peso normal pueden presentar resistencia a la insulina; sin embargo, es mucho más común entre las personas que se encuentran en sobrepeso. Otras causas notables son el aumento de la inflamación y el estrés oxidativo en el cuerpo, la inactividad física y una alteración de la microflora intestinal. Las personas con mayor riesgo de resistencia a insulina son aquellas personas que tienen sobrepeso u obesidad y especialmente aquellos que tienen grandes cantidades de grasa en la sección abdominal. Los bajos niveles de HDL (lipoproteína de alta densidad) y los altos niveles de triglicéridos en la sangre son otros dos marcadores que están fuertemente asociados con la resistencia a la insulina.

Contrario a la resistencia a la insulina, el ayuno es el sensibilizador de insulina natural más POTENTE que se ha conocido. En el año 2014 un estudio publicado por El Diario de Metabolismo Celular publicó que el ayuno intermitente fue eficaz en la reducción de la inflamación, la mejora de los marcadores de enfermedades metabólicas y la reducción en la resistencia a la insulina. Estos marcadores de enfermedades metabólicas incluyen la reducción de los ácidos grasos libres en el torrente sanguíneo, así como el aumento de HDL y la disminución de las LDL. Al eliminar el desarrollo de la resistencia a la insulina a través del ayuno en conjunto con una dieta adecuada baja en carbohidratos simples y el aumento en el consumo de vegetales y el ejercicio, evitará el desarrollo de cualquier otra enfermedad crónica, especialmente el síndrome metabólico, diabetes tipo II y enfermedades del corazón. Las personas que son resistentes a la insulina tienen un riesgo mayor de desarrollar enfermedades del corazón, la principal causa de muerte en el mundo. Las otras enfermedades relacionadas con la resistencia a la insulina incluyen enfermedades hepáticas, síndrome de ovario poliquístico, enfermedad de Alzheimer y cáncer.

El ayuno da a nuestro cuerpo un DESCANSO de comer durante todo el día, convirtiéndolo en una máquina de exceso de energía. Cuando tomamos un descanso de la alimentación constante, nuestra azúcar en la sangre comienza a normalizarse. Por consiguiente, cuando no tenemos un aumento en el azúcar en la sangre, no liberaremos la insulina. Dado que la insulina evita que se quemen las reservas de grasa, finalmente daremos a nuestro cuerpo la oportunidad de quemar la grasa almacenada alrededor de la sección abdominal y comenzar a aumentar nuestra sensibilidad a la insulina otra vez. Cuando aumentamos nuestra sensibilidad a la insulina, comenzaremos a prevenir las enfermedades crónicas. La hormona del crecimiento humano y la insulina están indirectamente relacionadas, por lo que como seres humanos simplemente no podemos liberar la hormona del cre-cimiento cuando nuestra insulina está elevada. El ayuno COMBATE este problema disminuyendo los niveles de insulina en la sangre y consumiendo nuestros depósitos de grasa dañina como energía. Cuando se incorpora el ayuno los niveles de la hormona del crecimiento humano suben y los niveles de insulina bajan. También cambia la expresión de los genes e inicia importantes procesos de reparación celular. La resistencia a la insulina se puede invertir completamente con cambios SENCILLOS de estilo de vida.

Un cambio sencillo en su estilo de vida puede ser uno de los cambios más poderosos que realice para vivir una vida más larga, saludable y feliz.

Capítulo 7

Crecimiento, reparación y reproducción celular

La hormona del crecimiento humano (HGH) es una hormona producida por la glándula pituitaria y luego liberada en el torrente sanguíneo. La glándula pituitaria libera HGH en proporciones y por lo general estos niveles se elevan después del ejercicio, el trauma y el sueño. Bajo condiciones normales, la HGH se produce en mayores cantidades durante la noche estableciendo su pico mayor después de una hora luego de alcanzar el sueño que durante el día debido a la relación indirecta que tiene con la insulina. En muchas personas los niveles de la hormona de crecimiento aumentan cuando la persona alcanza la tercera y la cuarta etapa del sueño. Por eso es bien importante que usted descanse lo suficiente para que su cuerpo pueda regenerarse y repararse mientras duerme. Los niveles de esta hormona de crecimiento aumentan durante la infancia, llegando a su máxima expresión durante la pubertad, y comienzan a disminuir durante el comienzo de la edad mediana en adelante. Además de aumentar la altura en niños y adolescentes, la hormona del crecimiento tiene muchos otros efectos en el cuerpo tales como incrementar la retención de calcio y la mineralización de los huesos, incrementar la masa muscular, estimular el crecimiento de todos los órganos internos, excluyendo al cerebro, y estimular el sistema inmune.

Un aspecto importante del estudio es la relación que existe entre la hormona del crecimiento y la hormona de la insulina discutida en el Capítulo 6.

Cuando usted consume alimentos, la respuesta de su cuerpo es producir cantidades de insulina. ¿Recuerda la historia del taxi? Ya habíamos discutido que la insulina es una hormona que transporta la glucosa o azúcar en la sangre hacia las células de su cuerpo cuando una comida es consumida, permitiendo que sus células tomen azúcar en la sangre para obtener o almacenas energía dependiendo de lo que su cuerpo necesite en ese momento. Cuanto más sensible es una persona a la insulina, hay más probabilidad de que se estén utilizando los alimentos que se consumen eficientemente. Esto significa que cuanto más sensible eres a la insulina, más hormonas de crecimiento secretarás. En otras palabras, la hormona de crecimiento tiene una relación indirecta con la insulina porque cuando los niveles de ésta aumentan, la secreción de la hormona de crecimiento humano disminuye y viceversa. La HGH sólo se libera cuando no hay insulina presente en el torrente sanguíneo, y esto sólo ocurre durante un estado de ayuno y cuando usted está durmiendo. Por ejemplo, cuando estás durmiendo, no estás comiendo, por lo que no hay azúcar en la sangre proveniente de una comida recientemente consumida y no se envía la señal que le indique a su cuerpo que libere insulina. Esto permite que los niveles de hormona de crecimiento aumenten en respuesta a los bajos niveles de insulina durante los períodos de sueño. Se ha probado científicamente que su cuerpo es más sensible a la insulina después de un período de ayuno. Lo que sucede en el cuerpo es lo siguiente: si se come todo el día, la insulina se libera constantemente y con el tiempo su cuerpo no responderá a la liberación constante de la insulina, provocando que el cuerpo se convierta resistente a la insulina. Lo explicaremos mejor a través de este ejemplo: cuando tú escuchas un ruido que te molesta, al principio serás muy sensible al sonido, lo cual también podría llegar a irritarte. Sin embargo, eventualmente comenzarás a adaptarte al sonido hasta el punto que no te molestará más. Te acostumbrarás al estímulo y ya no reaccionarás.

Según un estudio publicado por el diario Ciencia Diaria, se demostró que el ayuno desencadenó un aumento en la secreción de la hormona de crecimiento humano en las mujeres de 1,300 por ciento y un 2,000 por ciento en los hombres. Esta estadística por sí sola es una razón más que poderosa para animarse a cambiar el estilo de vida e incorporar el ayuno como parte integral en la vida inme-diatamente.

La hormona de crecimiento juega un papel importante en su salud, ejercicio y longevidad. Esta hormona promueve activamente el crecimiento muscular, y aumenta la pérdida de grasa mediante el aumento de su metabolismo. El hecho de que ayude en la construcción de músculo y la pérdida de grasa también explica cómo el HGH puede ayudarle a perder peso sin sacrificar su masa muscular.

Otra de las ventajas extraordinarias de tener altos niveles de la hormona de crecimiento es que además de ayudar en la construcción del músculo y la pérdida de grasa también funciona en el cuerpo para aumentar el proceso de curación, crecimiento y reparación de los tejidos del cuerpo, incluyendo los huesos, síntesis de proteínas, mejoramient de la función del sistema inmunológico y aumento de su energía. Hoy en día muchos atletas y otros experimentan con el uso ilegal de inyecciones sintéticas de la hormona de crecimiento para reducir el proceso de envejecimiento, para quemar grasa de forma masiva y para aumentar la capacidad de construcción muscular. Según la Escuela de Medicina de Harvard, muchos médicos ofrecen inyecciones de la hormona de crecimiento humano sintética, a pesar de que la FDA no ha aprobado el uso de HGH para el envejecimiento, el fisiculturismo o la mejora en el rendimiento atlético. La comercialización o distribución de la hormona para cualquiera de estos propósitos es ilegal en los EE.UU.

Según se estima actualmente, miles de personas han recibido esta hormona sin una receta válida. Cada día, no obstante, más y más jóvenes están usando drogas para aumentar su rendimiento atlético y mejorar su apariencia física.

Los atletas que ya tienen un peso saludable pueden beneficiarse mucho del ayuno. La única intervención para aumentar drásticamente los niveles de HGH es el entrenamiento a intervalos de alta intensidad. ¿Por qué crees que muchas organizaciones deportivas profesionales como la Liga Mayor de Béisbol y la Liga Nacional de Fútbol están prohibiendo la HGH sintética? Porque ésta aumenta el rendimiento, la masa muscular y la recuperación. Como con cualquier terapia de reemplazo hormonal, las hormonas artificiales que se inyectan nunca contienen la misma estructura que la hormona natural del cuerpo. El término bio-idéntico es engañoso en ese aspecto, ya que no se puede duplicar en un laboratorio lo que ocurre na-turalmente en su cuerpo. Por lo tanto, esta práctica de las inyecciones sintéticas viene con una serie de efectos secundarios dañinos, los cuales pueden incluir la retención de líquidos, dolor en las articulaciones, dolor abdominal, náuseas y vómitos, fiebre, síndrome del túnel carpiano, diabetes, enfermedades del corazón y cancer (especialmente cáncer de próstata), entre otros.

Su mejor alternativa es trabajar en la maximización de la capacidad natural de su cuerpo para secretar HGH, que no viene con efectos secundarios nocivos. La realidad es que el ayuno y el entrenamiento de intervalo de alta intensidad le permitirán experimentar todos los beneficios positivos y aumentar su salud general al mismo tiempo. No pierda esta maravillosa oportunidad de desarrollar su cuerpo al máximo. En los próximos capítulos le enseñaremos cómo prepararse para un programa de ayuno y una alimentación adecuada fácil de practicar y sobre todo, completamente, ¡SALUDABLE!

Capítulo 8

El arte de la preparación

El propósito del ayuno es embarcarse en un viaje. Aunque el ayuno es una práctica sencilla y fácil de practicar uno puede tener desafíos espirituales, emocionales y físicos. Sin embargo, la experiencia que usted pueda tener va a depender de la determinación que usted tenga y la preparación que usted lleve a cabo. Es por eso, que en estos próximos capítulos le indicaremos cómo prepararse para que pueda tener un viaje placentero. Aquellos que no se preparan mental, espiritual y físicamente para un ayuno de veintiún días pueden comenzar con grandes esperanzas, gran determinación y gran esfuerzo y luego abortar el proceso a una vida saludable. La falta de preparación es la razón más grande por la que la gente abandona los procesos, ya que no se nos enseña cómo prepararnos para el ayuno.

A menudo personas se me acercan para confesar sentirse derrotados, débiles y avergonzados cuando no completan el plan de veintiún días de ayuno. Mi respuesta es siempre la misma: "Inténtalo de nuevo, pero prepárate mejor, no te rindas, mira al futuro, concéntrate en los resultados favorable". Antes de intentar otra vez, deben prepararse y e-quiparse con las herramientas necesarias para asegurar el éxito. Los atletas que han tenido éxito, no lo han alcanzado de la noche a la mañana. Han requerido un tiempo de preparación intensa, esfuerzos y muchas derrotas que tal vez callan en silencio. El que hayas fallado varias veces en el camino, o nunca lo hayas intentado no quiere decir que eres un derrotado, sino que debes evaluar la razón por la cual fallaste y hacer un plan de acción para no volver a fallar. A medida que se prepara para su ayuno inicial y el estilo de vida que sigue, trate de pensar en ello como pensando en planificar unas vacaciones o un viaje al sitio de sus sueños. Invierte en ti mismo y en tu viaje tomando tiempo para prepararte y para la increíble aventura de fe donde podrás vivir un estilo de vida saludable.

El ayuno implica un enfoque de toda la vida para una vida saludable (incluyendo componentes espirituales y físicos) y me gustaría que comenzara este proceso con un ayuno de veintiún días. Debido a que su ayuno es un viaje, es esencial que antes de comenzar debe ser muy claro en establecer la ruta de dónde quieres ir y cómo llegarás ahí. Deberás tomar en cuenta los desafíos del ayuno, tus necesidades y deseos. El propósito principal de este ayuno deberá ser para mejorar tu condición física, pero además lo puedes utilizar para propósitos espirituales si así lo deseas.

Pasos a seguir durante la etapa de preparación:

Antes de comenzar el ayuno descanse apropiadamente. La falta de descanso causará un descontrol hormonal en su cuerpo. Específicamente la hormona leptina, que regula el apetito, no funcionará correctamente, provocando un aumento en las ansias por consumir carbohidratos y cafeína, lo que traerá consigo un aumento de azúcar en la sangre. Además, la falta de descanso provocará que la sangre no fluya apropiadamente a ciertas partes del cerebro, limitando la cantidad de oxígeno que el mismo recibe y como resultado, se estará durmiendo en cada esquina; y las células cerebrales no podrán hacer una utilización normal de la azúcar para un funcionamiento adecuado, debilitando la fuerza de voluntad.

Comience con un ayuno tradicional de veintiún días haciendo un ayuno parcial intercalado con un ayuno intermitente. El ayuno de veintiún días te enseñará sobre los nuevos alimentos que comerás (y los que no comerás), lo que facilita el cumplimiento de la manera de comer durante este periodo de ayuno.

Comience cada día con oración, pidiendo la fuerza del Creador a medida que encuentra dificultades y tentaciones.

Desarrolle un plan de ejercicios en el cual pueda separar un tiempo en la semana para una actividad específica. En adición al ejercicio, trate de mantenerse activo toda la semana. Esta actividad física debe ser moderada en su mayoría con el propósito de aumentar la sensibilidad a la insulina.

Una vez haya terminado su ayuno de veintiún días, comience a incluir alimentos saludables adicionales en su plan de alimentación, como carnes magras tales como aves y productos lácteos bajos en grasa en cantidades limitadas. Comer sanamente es importante, pero usted debe disfrutar de su vida también y la comida, incluyendo un postre de vez en cuando. Eso es parte del disfrute. No pase por alto este aspecto importante del éxito a largo plazo.

Hasta donde le sea posible, desarrolle un sistema de apoyo entre sus amistades o familiares más cercanos. El hacerlo puede ayudarle a mantenerse enfocado y hasta quizás, algunos de ellos pueden adoptar el mismo enfoque de alimentación. Usted realmente puede hacer esto si lo planifica adecuadamente.

Un problema que a menudo encuentro en las personas que deciden realizar un ayuno es que la gente trata de empezar un ayuno de manera rápida y encajarla en su estilo de vida. Por favor, si desea tener éxito en su ayuno, no lo planifique para comenzar en una época de festividades. Desde ahora le digo que se le va a hacer difícil y hasta casi imposible. Con esto no le estoy diciendo que durante la época de festividades se alimente de comidas grasosas y alimentos altamente procesados, sino sólo que aproveche esta época para reflexionar sobre su salud, la vida, la familia y amigos que tiene alrededor. Es necesario planificar logísticamente para que su ayuno pueda ser el centro de su vida cotidiana. Sin planificación, el ayuno durará unas pocas horas, ya que su cuerpo le va a estar pidiendo lo que usted consume a diario. Lo primero que debe hacer es determinar la duración de su ayuno. En mi experiencia personal he practicado esta disciplina del ayuno por sólo un día hasta alrededor de un mes. En medio de la práctica del ayuno, puede darse el caso de que sientas ayunar más de lo programado. Dado que su salud es la prioridad para la práctica del ayuno, le invito a ayunar por lo menos veintiún días, siempre y cuando su condición de salud y su médico así se lo permitan. Esto le dará a su cuerpo el tiempo suficiente para experimentar los extraordinarios beneficios físicos del ayuno. El mejor momento para ejecutar su ayuno es cuando puede limitar sus compromisos diarios y evitar viajar lejos de la casa. Después de elegir el momento para su ayuno, marque los días de su calendario y haga planes para esa fecha de inicio y limite sus compromisos y actividades. Esto le permitirá dedicar más tiempo para preparar las comidas y descansar lo suficiente. Uno de los mayores desafíos que encuentro es cómo limitar mis actividades ya que mi diario vivir y estilo de vida hace casi imposible limitar estas actividades tales como trabajo, universidad y actividades extracurriculares, entre otras. Muchas veces me encuentro entre estas actividades y termino poniendo la etapa de preparación a un lado. Sin embargo, hago todo el esfuerzo posible de limitar estas actividades hasta donde sea possible, limitando el tiempo que veo la televisión y otras actividades que no le añaden valor a mi vida espiritual ni a mi salud física y mental. Usted puede hacer lo mismo, pero antes de comenzar un ayuno, tome unos días para observarse a sí mismo, analice su rutina diaria, sus hábitos alimenticios y cómo usted pasa su tiempo. Identifique las obligaciones de rutina diaria que puedan ser canceladas o reprogramadas hasta después del ayuno. Establezca algunos límites o rutinas que protejan el tiempo que necesita para el tiempo de descanso y reflexión.

Una razón por la cual las personas abandonan el ayuno es porque no preparan sus cuerpos ade-cuadamente. Uno de los mayores contribuyentes por el cual muchas personas abandonan el ayuno prematuramente es la cafeína, que se encuentra principalmente en el café y las sodas que diariamente las personas consumen. Los famosos retiros de cafeína están bien documentados en la li-teratura y el dolor puede variar desde un nivel leve hasta insoportable, siendo los dolores de cabeza el síntoma más común. Otras personas también sienten dolor en la espalda baja o calambres en las piernas. Siempre prepárese para los retiros de cafeína, haciendo una disminución programada antes de tiempo. Para maximizar la abstinencia de cafeína, comience a disminuir el consumo de cafeína por lo menos una semana antes de su ayuno. Comience por mezclar algún descafeinado con su café regular, y recortar los refrescos, y convierta el agua en su bebida favorita. El agua le va a ayudar a excretar las toxinas del cuerpo a través de su sistema urinario. Continúe disminuyendo hasta que esté totalmente libre de cafeína el día en el que comience su ayuno. Esto le será de gran REGOCIJO, al poder alcanzar esta meta. Además de minimizar los síntomas más duros de la retirada de cafeína también se sentirá menos fatigado durante los primeros días de su ayuno, ya que esta es una de las quejas más comunes de los usuarios de la cafeína.

Los alimentos azucarados y altamente procesados también son responsables de que las personas se retiren de hacer un ayuno efectivo. Si usted consume alimentos ricos en azúcares o altamente procesados, usted deberá empezar a disminuir su consumo. Por ejemplo, si usted consume papas fritas o comida frita y/o bien salada, trate de consumir en una pequeña porción de almendras, nueces o una fruta fresca alta en fibra, tales como pera, manzanas y/o naranjas. Recuerde tener en cuenta cualquier tipo de alergia que usted pueda padecer. Muchas personas muestran reacciones a-lérgicas a las nueces y otro tipo de semillas; por lo tanto no deben consumirlas. Evite los alimentos de restaurantes de comida rápida y opte por una ensalada u otros alimentos enteros de multigranos para el almuerzo. Si usted sigue estas instrucciones, usted disminuirá el riesgo de una retirada temprana del ayuno y una fatiga. Una vez comience el ayuno comenzará a sentirse más alerta y más fuerte, y su sentido del bienestar aumentará. Dentro de un corto período de tiempo, su cuerpo responderá positivamente a los alimentos saludables y a la ingestión de agua. Otra cosa importante es el descanso. El descanso le ayudará a nivelar la energía del cuerpo y podrá concentrarse en el ayuno. El descanso promueve la utilización correcta de los azúcares por las células del cerebro, por lo cual su cuerpo podrá concentrarse mejor y tener un pensamiento claro. Comenzar el ayuno en un estado de privación o falta de sueño es una receta bien preparada que lo conducirá al fracaso. Por lo menos una semana antes de comenzar su ayuno, planifique estar en la cama lo suficientemente temprano como para conseguir de siete a ocho horas de sueño y evite muchas de las actividades extracurriculares. El descanso adecuado es esencial, tanto para prepararse para el ayuno como para mantenerlo y llegar a la meta final.

Anímese todos los días y prepare su mente mientras planifica qué comerá durante su ayuno. Durante este ayuno habrá periodos en el día en el cual usted podrá consumir alimentos alternados con un ayuno intermitente. Estos alimentos deberán ser en su mayoría limpios y no procesados ni llenos de azúcares. El consumir alimentos limpios le ayudará a regular el azúcar en el cuerpo, le proveerá una alta concentración de fibras además de que le proveerá las vitaminas, minerales, aminoácidos y antioxidantes necesarios que le ayudarán en su salud, además de los elementos necesarios para la síntesis de proteínas y producción de hormonas. No dedique su tiempo, su energía y su pensamiento preocupándose por la comida, o preparando recetas complicadas, o usando el ayuno principalmente para experimentar con nuevos alimentos, ya que podrá encontrarse en una dieta, más que en un ayuno.

En el Capítulo 9 hablaremos sobre cómo implementar un plan de acción de manera rápida y sencilla. Al implementar este plan de acción descubrirá los beneficios del ayuno. Seguir este plan de acción le ayudará a mejorar su salud física y mental. Te invito a que juntos comencemos este viaje hacia una mejor salud donde se te permitirá vivir mejor y vivir más. ¡CUENTO CONTIGO!

Capítulo 9

¡Estoy decidido a cambiar!

¡Te felicito porque has tomado la decisión de cambiar tu VIDA! Quiero mencionarte que además de los beneficios mencionados en los capítulos anteriores, el ayuno simplificará drásticamente tu día. En primer lugar, en vez de tener que preparar todas las comidas y comerlas cada 2 a 3 horas como enseñan rutinariamente los profesionales de la salud, sólo tienes que concentrarte en comer durante un periodo corto. Por consiguiente, dedicarás menos tiempo en la preparación, porque en lugar de dejar de hacer lo que estás haciendo para comer 6 veces al día, sólo tiene que hacer esto 2 o 3 veces al día.

Probablemente una de las preocupaciones mayores es qué tipo de comidas y durante qué pe-riodos vas a ingerir los alimentos y cuándo vas a ayunar.

Otra preocupación es qué tipo de alimentos vas a ingerir para que tu energía se mantenga constante y no cause un aumento en el hambre y como consecuencia tengas que abandonar el ayuno. Usted puede que piense, "una vez que evite el desayuno, mi hambre va a aumentar drásticamente y mi estómago comenzará a enviarme señales de hambre". Te podrás preguntar, "¿cómo esperas que haga esto constantemente con la vida tan ocupada que llevo?

Cada vez que lo haga me voy a sentir miserable cada mañana, falto de energía y por lo tanto, me voy a sentir miserable en el trabajo, mi productividad disminuirá o me voy a poner gruñón que ni hasta yo mismo me voy a poder soportar".

Podrás beber agua, té, leche de almendra, leche de coco y otras bebidas no calóricas durante el ayuno. Esto te va a ayudar a reducir los antojos que te producen hambre y ansiedad. Durante la ventana de comer, enfócate en alimentos saludables para obtener los mejores resultados; estos incluyen granos integrales, vegetales, legumbres, frutas frescas y otros alimentos de origen vegetal.

Consume regularmente frutas altas en fibras, pero limita el consumo a la mitad de aquellas frutas que son altas en azúcares, tales como el guineo maduro, el cantalope y los melocotones. Esto simplemente no funcionará si comes toneladas de comida basura o cantidades excesivas de calorías. Como con cualquier nuevo cambio de estilo de vida, pasarás a través de un periodo de transición inicial. Pasar de un régimen de comer todo el tiempo al ayuno requiere un proceso de preparación inicial y adaptación. Podrás experimentar la sensación de mal humor y hambre que se obtiene cuando se salta una comida ya que esto es una respuesta directa a tus hábitos alimenticios. Si has tomado el desayuno cada día de tu vida, tu cuerpo estará esperando el desayuno cuando despiertes, ya que esto es un hábito formado. Sin embargo, una vez que logres conquistar el período inicial de transición, tu cuerpo aprenderá realmente a funcionar mejor. Recuerda que la quema de grasa toma tiempo para dar a tu cuerpo el tiempo suficiente para aprender a memorizar cómo quemar eficazmente la grasa como combustible en lugar de carbohidratos. Puedes obtener beneficios si consumes las mismas calorías o menos que la cantidad de calorías que comiste antes. Simplemente, no puedes consumir más calorías, y esperar obtener resultados sorprendentes.

Durante la transición inicial de dos semanas, podrás tener antojos de azúcar y hambre, así como experimentar bajos niveles de energía. Para contrarrestar estos sentimientos, puedes comer frutas y semillas tales como maníes y nueces. Las grasas saludables de cadena media se convierten fácilmente en energía a un ritmo mucho más rápido que las grasas de cadena más largas. En pocos minutos de consumir aceite de coco, tu cuerpo es capaz de procesar estas grasas y aumentar tus niveles de ketonas, la fuente de energía preferida por tu corazón y cerebro. Cuando hayas decidido que estás listo para comenzar el ayuno, considera tomar el primer paso de omitir el desayuno. El período de ayuno en la noche y en la mañana es una gran oportunidad para ser productivo y hacer las cosas. La mayor cantidad de calorías consumidas durante el día será la primera comida a la hora del almuerzo, idealmente después de un período de ejercicio.

Asegúrate de restringir tu alimentación a un marco de tiempo de 8-16 horas todos los días. En la ventana de 6-8 horas de comer, consumir cantidades moderadas de proteínas vegetales, minimizar los carbohidratos como la pasta, las papas y el pan, y consumir grasas saludables. Las grasas saludables pueden incluir aguacates, aceite de coco, aceite de oliva, nueces y semillas. Otros aceites pueden incluir aceite de semilla de uva, aceite de aguacate y aceite de nuez de macadamia.

Además del ayuno, hay algo en mi opinión que puede eliminar casi todas las enfermedades y mejorar tu salud teniendo en cuenta lo siguiente: los carbohidratos y el azúcar se deben consumir en forma de verduras y frutas frescas. Reducir e incluso considerar la eliminación de alimentos procesados, azúcar / fructosa. Las células cancerosas obtienen su nutrición a través de la fructosa, por lo que si desea disminuir el riesgo de cáncer, es necesario evitar todas las formas de azúcar procesadas ya que estas son generadoras de inflamaciones en el cuerpo. Se preguntará: si la fructosa es la que alimenta el cáncer, ¿entonces por qué puedo comer frutas? Le puedo decir que las frutas y los vegetales fueron diseñadas en una forma espectacular, éstas tienen un alto contenido de fibra, por consiguiente las fibras no digeridas evitan que los azúcares sean absorbidos al torrente sanguíneo a través del intestino. Por lo tanto, la respuesta de insulina va a ser menor y de forma controlada. Substituya los carbohidratos y las proteínas procesadas con vegetales y proteína vegetal, los aguacates, el aceite de coco, las nueces y las semillas. Además, optimice su relación de omega-3 a omega-6 consumiendo aceite de krill de alta calidad y salmón salvaje, mientras reduce su consumo de aceites vegetales procesados. El aumento de las bacterias intestinales por medio del uso de probióticos no sólo reducirá los niveles de inflamación del cuerpo, sino que también fortalecerá su respuesta inmunológica. Muchas bacterias dañinas que se colonizan en el intestino debido a un estilo de vida poco saludable puede causar una respuesta inflamatoria crónica y el desarrollo de energía para el crecimiento y desarrollo de células cancerosas. Se ha encontrado que el ejercicio no solo mejora las bacterias intestinales saludables, sino que también disminuye los niveles de insulina. La insulina y un ambiente rico en azúcar estimulan el crecimiento y la propagación del cáncer. El ejercicio además mejora las células del sistema inmunológico, haciéndolas más potentes con la capacidad de combatir enfermedades como el cáncer y otras enfermedades crónicas. El ejercicio puede ayudar a desencadenar la muerte celular de las células cancerosas, un proceso llamado apoptosis.

Hay evidencia científica que muestra cómo la vitamina D puede disminuir su riesgo de cáncer. Además, una deficiencia de vitamina D puede provocar que usted sufra de alta presión y que su cuerpo no reabsorba calcio en los huesos aumentando su riesgo de tener osteoporosis. Si usted vive en un área donde la exposición al sol no es óptima o donde haya un invierno extendido, entonces es necesario complementar con vitamina D. El tener deficiencia de sueño y falta de descanso tiene muchos efectos negativos para la salud en el cuerpo, incluyendo el desorden de la capacidad de su cuerpo para producir melatonina (hormona del sueño). También aumenta el riesgo de tener resistencia a la insulina y aumento de peso, que ya sabemos aumenta el riesgo de cáncer. A continuación le presentaremos una serie de productos, los cuales debe para obtener una vida más saludable:

Alimentos procesados

Los alimentos procesados, tales como cantidades excesivas de granos y azúcares alimentan sus bacterias patógenas.

Agua clorada y / o fluoruro

El cloro/fluoruro mata no sólo las bacterias patógenas en el agua, sino que también mata las bacterias beneficiosas en el intestino. Busque sistemas de filtración de agua de calidad o consiga su agua en una tienda de agua local.

Antibióticos

Hay excepciones a todas las reglas, pero generalmente se desea evitar éstos a menos que sea absolutamente necesario. Si decide utilizarlos, es importante asegurarse de que lo toma con alimentos fermentados y/o un suplemento probiótico para ayudar a reponer el intestino.

Carnes de cría convencional

Esto incluye todos los productos de origen animal de las operaciones de alimentación de animales concentrados (CAFO). Como forma rutinaria, estos animales son tratados con dosis altas de antibióticos que contribuyen a la destrucción de su intestino.

En el Capítulo 10 encontrará los alimentos que puede consumir durante su periodo de veintiún días de ayuno. ¡Anímese a comenzar a recorrer el camino de una vida SALUDABLE!
¡VIVE MEJOR, VIVE MÁS!

Capítulo 10

Plan de Acción

NOTA ACLARATORIA:

Recuerde consultar su médico antes de comenzar este tipo de programa. Este programa no tiene la intención alguna de sustituir su procedimiento, tratamiento o cuidado brindado por un profesional de la salud. Algunos alimentos pueden afectar el efecto, la metabolización, absorción y excreción de medicamentos.

La planificación y la preparación de la comida son elementos esenciales para llevar a cabo el ayuno, especialmente cuando se enfrenta a tentaciones o antojos. Desarrollar el hábito de planificación le servirá también después del ayuno para lograr un cambio total en su estilo de vida saludable a largo plazo. Para ayudarle a mantener el ayuno, usted deberá tener una variedad de alimentos a la mano tales como frutas y hortalizas (frescas, congeladas y enlatadas), salsa de pasta, salsa de manzana, salsa de manzana sin endulzar, papas y arroz integral, etc.

Este plan de ayuno se basa en lo siguiente:

Es una combinación de ayuno o abstención intermitente de alimentos donde usted no consumirá ningún tipo de alimento por 12-16 horas seguido por un ayuno parcial integrando el consumo de alimentos de origen vegetal, y absteniéndose de los alimentos de origen animal por un periodo de tiempo.

Evite la cafeína contenida en el café y bebidas gaseosas.

Las comidas se deben ingerir en una ventana de ocho horas.

Cuide de no comer un exceso de calorías, su cuerpo se acostumbrará al proceso luego de varios días.

Usted puede seguir este modelo de horario, pero está en completa libertad de ajustar el programa a su mayor conveniencia para así aumentar la posibilidad de que usted pueda completar el ciclo de ayuno por veintiún días.

Lo ideal para cubrir este periodo es no comer absolutamente nada por un periodo de 16 horas después de su última comida del día anterior.
El pasar parte del ayuno mientras duerme le ayudará a bajar los niveles de insulina y a que su cuerpo

se regenere durante el periodo de dormir. En adición es recomendable que evite el desayuno para así poder completar su periodo de 12-16 horas.

Luego de completar el periodo de ayuno intermitente entonces procederá a consumir sus comidas. Algo muy importante es controlar la cantidad de azúcar que usted consume diariamente y dar paso a que su cuerpo convierta el exceso de grasas en energía utilizable por su cuerpo.

Recuerde tener un descanso adecuado.

La comida más fuerte debe ser el almuerzo. Luego reduzca la cantidad durante la cena.

Evite comer entre comidas hasta donde le sea posible.

Durante el periodo de ayuno no consuma bebidas energizantes, sodas, cafeína, jugos procesados "100% naturales".

La forma ideal de consumir sus comidas de almuerzo y cena es la siguiente: cuando prepare su plato, divídalo en tres partes imaginarias, 50%, 35% y 15%. La parte del 50% lo va a utilizar con vegetales, 35% lo va a utilizar con proteína vegetal. Puede usar como fuente de proteína vegetal granos, pasta integral, legumbres, tofu y soja. La parte del 15% lo va a utilizar con carbohidratos de grano entero como arroz integral, o papa hervida, zanahorias, yame, batata, yautía o alguna vianda. Esto le proveerá los componentes necesarios para que su cuerpo obtenga los nutrientes necesarios para que su cuerpo funcione adecuadamente.

A continuación una lista de alimentos sugeridos a consumer:

BEBIDAS

• Agua y té. Se recomienda que el agua sea purificada, filtrada, destilada o agua primaveral.

• Leche de almendra, agua de coco, leche de soya o arroz, kefir de coco y jugo de vegetales. Si desea el jugo lo puede hacer en forma de "smoothie", sin azúcar adicional. Puede mezclar los vegetales con una manzana o pera si así lo desea para darle sabor.

VEGETALES

• Frescos o cocidos (pueden ser congelados o cocidos, pero evite los enlatados hasta donde sea posible. Muchas personas, debido a su estilo de vida, compran vegetales enlatados. Los vegetales enlatados son mucho mejor que un alimento altamente procesado. Como precaución verifique el contenido de sodio.

Artichokes
Espárragos
Remolachas
Brócoli
Bruselas germinadas
Repollo
Zanahorias
Coliflor
Apio
Col verde
Maíz
Pepinos
Berenjena
Habichuelas verdes
Kale
Leeks
Lechuga
Hongos
Hojas de mostaza
Okra
Cebollas
Perejil
Pimientos
Papas

Rábanos
Rutabagas
Scallions
Espinacas
Sprouts
Squash
Patatas dulces
Tomates
Nabos
Batatas
Zuccchini

FRUTAS (Vigile su consumo pues algunas frutas son bajas en fibras y altas en azúcares)

- Frescas y cocidas
- Pueden ser frutas secas como pasas o albaricoques.
- Pueden ser congeladas pero no enlatadas.

Manzanas
Albaricoques
Aguacates
Plátanos
Moras
Arándanos
Cantalupo
Guindas
Cocos

Arándanos
Fresas
Higos
Pomelo
Uvas
Guayaba
Cantalope
Kiwi
Limones
Limas
Mangos
Melones
Nectarinas
Naranjas
Papayas
Melocotones
Peras
Piñas
Ciruelas
Ciruelas pasas o "prunes"
Pasas
Frambuesas o "raspberries"
Fresas o "strawberries"
Mandarinas
Sandía

GRANOS ENTEROS

• Arroz moreno, quínoa, mijo, amaranto, alforfón, cebada cocida en agua
• Pan de multigrano. Evite a toda costa el pan blando y de trigo.

LEGUMBRES

•   Secos o cocidos en agua
•   Puede consumirse en lata siempre y cuando no contenga un alto contenido de sodio u otros y aditivos.

Frijoles Negros
Frijoles
Lentejas
Frijoles pintos
Guisantes partidos
Nueces y semillas
Maní
Almendras
Cashew
Semilla de chía
"Flax seeds" o Linaza
Semillas de calabaza
Semillas de sésamo
Semillas de girasol
Nueces

Durante el ayuno no debe consumir ninguno de los alimentos o bebidas que se enumeran a conti-nuación:

Sal con Iodo, utilize sal marina
Endulzadores
Carnes
Productos lácteos
Galletas dulces o saladas que no sean de multigranos
Aceites vegetales
Jugos 100% naturales procesados
Café
Bebidas energizantes
Dulces

Usted puede desarrollar recetas creativas basadas en los alimentos permisibles. Recuerde que una de las cosas más importantes al crear las comidas es el sabor y la textura que se le dé a la misma. Internet posee una inmensa variedad de recetas tanto criollas como de "chefs" reconocidos a nivel mundial, las cuales puede utilizar como referencia para preparar sus platos favoritos. Una especia que resalta el sabor de las comidas es la pimienta negra. La pimienta negra posee la capacidad de aumentar la absorción de nutrientes en el torrente sanguíneo.

Es mi deseo que HOY comiences una nueva etapa de compromiso a vivir una vida saludable para poder disfrutar la vida a plenitud junto a tus seres queridos y amistades.

¡VIVE MEJOR, VIVE MÁS!

Recursos

Meal frequency and energy balance.
Bellisle F, McDevitt R, Prentice AM. Br J Nutr.
1997 Apr;77 Suppl 1:S57-70. Review. PMID:
9155494
https://www.ncbi.nlm.nih.gov/pubmed/9155494
Now Entering Starvation Mode: What Happens To
Your Metabolic Processes When You Stop Feeding
Your Body May 6, 2014 04:50 PM By Lecia
Bushak
http://www.medicaldaily.com/now-entering-star-
vation-mode-what-happens-your-metabolic-pro-
cesses-when-you-stop-feeding-280666
A.M.A. Recognizes Obesity as a Disease
By ANDREW POLLACK JUNE 18, 2013
http://www.nytimes.com/2013/06/19/busi-
ness/ama-recognizes-obesity-as-a-dis-
ease.html?mcubz=0
Global Weight Loss Supplement Market 2016-
2020 May 2016 | 64 pages | SKU: IRTNTR9408
https://www.technavio.com/report/global-
health-and-wellness-weight-loss-supplement-mar-
ket?utm_source=T4&utm_me-
dium=BW&utm_campaign=Media
Statistics Georgia Health: February 2017
http://www.statistics.ge/statistics-on-inflamma-
tion

Chronic Diseases: The Leading Causes of Death and Disability in the United States
https://www.cdc.gov/chronicdisease/overview
Intermittent Fasting and Cognition, Authored by Robert Chen
https://nootrobox.com/biohacker-guide/intermittent-fasting/cognition
Calabrese, F., Rossetti, A. C., Racagni, G., Gass, P., Riva, M. A., & Molteni, R. (2014). Brain-derived neurotrophic factor: A bridge between inflammation and neuroplasticity. Frontiers in Cellular Neuroscience Front. Cell. Neurosci., 8. doi: 10.3389/fncel. 2014.00430 VanDerschelden,Michael. The Scientific Approach to Intermittent Fasting
The Healthcare Costs of Obesity
http://stateofobesity.org/healthcare-costs-obesity/
Cawley J and Meyerhoefer C. The Medical Care Costs of Obesity: An Instrumental Variables Approach. Journal of Health Economics, 31(1): 219-230, 2012; And Finkelstein, Trogdon, Cohen, et al. Annual Medical Spending Attributable to Obesity. Health Affairs, 2009.
Fasting: Molecular Mechanisms and Clinical Applications
Valter D. Longo1 and Mark P. Mattson Cell Metab. Author manuscript; available in PMC 2015 Feb 4.

Published in final edited form as: <u>Cell Metab. 2014 Feb 4; 19(2): 181–192.</u> Published online 2014 Jan 16. doi: <u>10.1016/j.cmet.2013.12.008</u>
https://www.ncbi.nlm.nih.gov/pmc/articles/PMC3946160/
Intensive Dietary Management (IDM)
Fasting Physiology – Part II by <u>Jason Fung</u> | posted in: <u>Calories</u>, <u>Fasting</u>, <u>Health and Nutrition</u>
https://intensivedietarymanagement.com/practical-fasting-tips-part-12/
Routine periodic fasting is good for your health, and your heart, study suggests
Date: May 20, 2011 Source: Intermountain Medical Center
https://www.sciencedaily.com/releases/2011/04/110403090259.htm14.
Harvard Health Publications, Harvard Medical School Growth hormone, athletic performance, and aging Published: May, 2010
http://www.health.harvard.edu/diseases-and-conditions/growth-hormone-athletic-performance-and-aging
Vitamin D in the cancer patient
<u>Curr Opin Support Palliat Care</u>. Author manuscript; available in PMC 2014 Sep 1.
Published in final edited form as: <u>Curr Opin Support Palliat Care. 2013 Sep; 7(3): 272–277.</u>
doi: <u>10.1097/SPC.0b013e3283640f74</u> PMCID: PMC3899831 NIHMSID: NIHMS546288

https://www.ncbi.nlm.nih.gov/pmc/articles/PMC3899831/

A 21 day Daniel Fast improves selected biomarkers of antioxidant status and oxidative stress in men and women

Richard J Bloomer,⊠1 Mohammad M Kabir,1 John F Trepanowski,1 Robert E Canale,1 and Tyler M Farney1 Nutr Metab (Lond). 2011; 8: 17. Published online 2011 Mar 18. doi: 10.1186/1743-7075-8-17

https://www.ncbi.nlm.nih.gov/pmc/articles/PMC3068072/

Both a traditional and modified Daniel Fast improve the cardio-metabolic profile in men and women

Rick J Alleman, Jr,1 Innocence C Harvey,1 Tyler M Farney,1 and Richard J Bloomer⊠1

Lipids Health Dis. 2013; 12: 114. Published online 2013 Jul 27. doi: 10.1186/1476-511X-12-114

https://www.ncbi.nlm.nih.gov/pmc/articles/PMC3729546/

Aksungar, F. B., Eren, A., Ure, S., Teskin, O., & Ates, G. (2005). Effects of Intermittent Fasting on Serum Lipid Levels, Coagulation Status and Plasma Homocysteine Levels. Annals of Nutrition and Metabolism Ann Nutr Metab, 49(2), 77-82. doi: 10.1159/ 00008473

Aksungar, F. B., Topkaya, A. E., & Akyildiz, M. (2007). Interleukin-6, C-Reactive Protein and Biochemical Parameters during Prolonged Intermittent Fasting. Annals of Nutrition and Metabolism Ann Nutr Metab, 51(1), 88-95. doi: 10.1159/000100954

Barnosky, A. R., Hoddy, K. K., Unterman, T. G., & Varady, K. A. (2014). Intermittent fasting vs daily calorie restriction for type 2 diabetes prevention: A review of human findings. Translational Research, 164(4), 302-311. doi: 10.1016/ j.trsl.2014.05.013

Baum, J.I., Layman, D.K., Freund, G.G., Rahn, K.A., Nakamura, M.T., Yudell, B.E. A Reduced Carbohydrate, Increased Protein Diet Stabilizes Glycemic Control and Minimizes Adipose Tissue Glucose Disposal in Rats. Journal of Nutrition, July 1, 2006; 136(7); 1855-1861.

Carlson, O., Martin, B., Stote, K. S., Golden, E., Maudsley, S., Najjar, S. S., . . . Mattson, M. P. (2007). Impact of reduced meal frequency without caloric restriction on glucose regulation in healthy, normal-weight middle-aged men and women. Metabolism, 56(12), 1729-1734. doi: 10.1016/ j.metabol. 2007.07.018

Chaix, A., Zarrinpar, A., Miu, P., & Panda, S. (2014). Time-Restricted Feeding Is a Preventative and Therapeutic Intervention against Diverse Nutritional Challenges. Cell Metabolism, 20(6), 991-1005. doi: 10.1016/ j.cmet. 2014.11.001

Chaston, T. B., Dixon, J. B., & O'brien, P. E. (2006). Changes in fat-free mass during significant weight loss: A systematic review. Int J Obes Relat Metab Disord International Journal of Obesity. doi: 10.1038/ sj.ijo. 0803483

Cheng, C., Adams, G., Perin, L., Wei, M., Zhou, X., Lam, B., . . . Longo, V. (2014). Prolonged Fasting Reduces IGF-1/ PKA to Promote Hematopoietic-Stem-Cell-Based Regeneration and Reverse Immunosuppression. Cell Stem Cell, 14(6), 810-823. doi: 10.1016/ j.stem. 2014.04.014

Gøtzsche, P. C., & Jørgensen, K. J. (2013). Screening for breast cancer with mammography. Cochrane Database of Systematic Reviews Reviews. doi: 10.1002/ 14651858. cd001877. pub5

Guyenet, S. J., & Schwartz, M. W. (2012). Regulation of Food Intake, Energy Balance, and Body Fat Mass: Implications for the Pathogenesis and Treatment of Obesity. The Journal of Clinical Endocrinology & Metabolism, 97(3), 745-755. doi: 10.1210/ jc. 2011-2525

Halagappa, V. K., Guo, Z., Pearson, M., Matsuoka, Y., Cutler, R. G., Laferla, F. M., & Mattson, M. P. (2007). Intermittent fasting and caloric restriction ameliorate age-related behavioral deficits in the triple-transgenic mouse model of Alzheimer's disease. Neurobiology of Disease, 26(1), 212-220. doi: 10.1016/ j.nbd. 2006.12.019

Layman, D. K., Evans, E. M., Erickson, D., Seyler, J., Weber, J., Bagshaw, D., . . . Kris-Etherton, P. (2009). A Moderate-Protein Diet Produces Sustained Weight Loss and Long-Term Changes in Body Composition and Blood Lipids in Obese Adults. Journal of Nutrition, 139(3), 514-521. doi: 10.3945/ jn. 108.099440 Layman, D.K. (2003). The role of leucine in weight loss diets and glucose homeostasis. Journal of Nutrition. 133: 261S-267S.

Layman, D.K., Baum, J.I. (2004). Dietary Protein Impact on Glycemic Control during Weight Loss. The American Society for Nutritional Sciences. Journal of Nutrition. 134: 968S-973S, April 2004. Layman, D.K., Baum, J.I. (2004). The Emerging Role of Dairy Proteins and Bioactive Peptides in Nutrition and Health. The American Society for Nutritional Sciences. Journal of Nutrition. 134: 968S-973S, April 2004.

Layman, D.K., Walker, D.A. Potential Importance of Leucine in Treatment of Obesity and the Metabolic Syndrome. Journal of Nutrition, January 1, 2006; 136(1): 319S-323S.

CDC Features, "Insufficient Sleep Is a Public Health Epidemic," Centers for Disease Control and Prevention, http:// www.cdc.gov/ features/ dssleep.

 "Is Inflammation the Root of All Disease?" Berkeley Wellness Letter (January 2008), http:// www.wellnessletter.com/ ucberkeley/ feature/ inflammation/#. 31.

Pereira et al., "Dietary Fiber and Risk of Coronary Heart Disease: A Pooled Analysis of Cohort Studies," Archives of Internal Medicine 164, no. 4 (February 23, 2004): 370– 76.

Levine, M. E., Suarez, J. A., Brandhorst, S., Balasubramanian, P., Cheng, C. W., Madia, F., ... & Longo, V. D. (2014). Low protein intake is associated with a major reduction in IGF-1, cancer, and overall mortality in the 65 and younger but not older population. Cell metabolism, 19(3), 407-417.

Cheng, C. W., Adams, G. B., Perin, L., Wei, M., Zhou, X., Lam, B. S., ... & Longo, V. D. (2014).

Prolonged fasting reduces IGF-1/ PKA to promote hematopoietic-stem-cell-based regeneration and reverse immunosuppression. Cell stem cell, 14(6), 810-823.

Hu, J., Wei, M., Mirzaei, H., Madia, F., Mirisola, M., Amparo, C., ... & Longo, V. D. (2014). Tor-Sch9 deficiency activates catabolism of the ketone body-like acetic acid to promote trehalose accumulation and longevity. Aging cell, 13(3), 457-467.

Fontana, L., Adelaiye, R. M., Rastelli, A. L., Miles, K. M., Ciamporcero, E., Longo, V. D., ... & Pili, R. (2013). Dietary protein restriction inhibits tumor growth in human xenograft models of prostate and breast cancer. Oncotarget, 4(12), 2451.

Mattson, M. P., & Calabrese, E. J. (Eds.). (2009). Hormesis: a revolution in biology, toxicology and medicine. Springer Science & Business Media.

Taleb, N. N. (2012). Antifragile: things that gain from disorder. Random House Incorporated.

Mirisola, M. G., & Longo, V. D. (2013). A radical signal activates the epigenetic regulation of longevity. Cell metabolism, 17(6), 812-813.

José Ayala nació y se crió en Puerto Rico. En la actualidad radica en Orlando, Florida, con su familia. Estudió en la Universidad de Puerto Rico en Mayagüez, donde obtuvo un grado de bachillerato en Biología. Actualmente cursa un BA en Nutrición y Gerencia Hospitalaria en la Universidad de Alabama.

José Ayala trabaja en la industria de dispositivos médicos, como Especialista en Asuntos Regulatorios y ha escrito previamente un importante trabajo de investigación sobre el Cáncer Colorectal para la Universidad de Alabama, como parte de su currículum académico.

A punto de completar un doctorado en Nutrición Clínica, entre sus proyectos inmediatos está el de establecer un Instituto de Nutrición, con la idea de enseñar a las personas sobre la salud, mientras brinda también tratamiento a los pacientes con enfermedades crónicas a través de la terapia médica nutricional.

Ayala siente que la información sobre la nutrición en las comunidades de habla hispana carece y él está dispuesto a traer este mantra de "vivir mejor, vivir más tiempo" a estas comunidades y a un público tan amplio como sea posible.

Notas

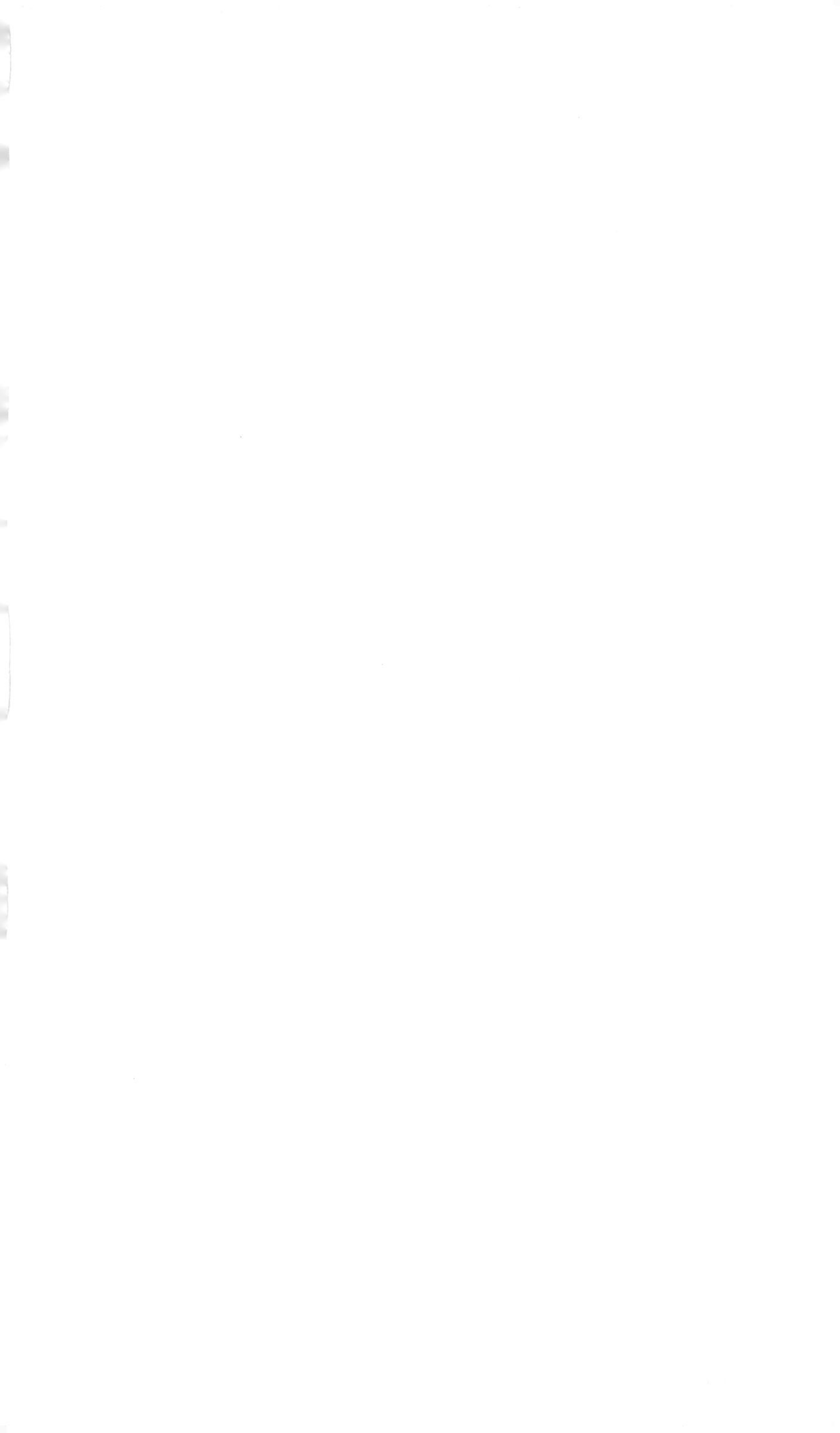